あるハンセン病キリスト者の生涯と祈り

北島青葉『神の国をめざして』が語る世界

小林慧子

同成社

まえがき

熊谷久一（ペンネーム・北島青葉）は、一九〇八年（明治四一）北海道の東倶知安村（現・京極町）に生まれました。一七歳で出札し、札幌富貴堂に勤務する傍ら夜学に通い、刻苦勉励し二〇歳で北海道普通文官試験に合格し、北海道庁に勤務しました。その翌年思いもかけず、北海道帝国大学付属病院でハンセン病と診断されました。それは夢と希望に燃えた青年にとって余りにも残酷すぎる宣告でした。熊谷は、やむなく道庁を退職せざるを得なかったのでした。

一九三〇年（昭和五）二二歳で青森県の北部保養院（現・松丘保養園）に入所し、一九八三年（昭和五八）松丘保養園で逝去するまでの生涯をハンセン病療養所で過ごしました。その間、二四歳で北部保養院の教育部児童講師に任命されて以来、児童舎の舎長など子供達の教育に従事します。また文才に恵まれた熊谷は、北部保養院に入所して間もなく発刊された機関誌『甲田の裾』に様々なペンネームで幾多の文章を投稿しました。本書は、『甲田の裾』に掲載された熊谷の作品を通して、彼の生涯をたどり、その思いあるいは隔離された人々の実態に迫ろうとする試みです。

熊谷は己の生きる意味を問い続け、二二歳でキリスト教に入信しました。亡くなるまで命を賭けて信仰を追い求め、神の救いを得て人生を終えました。その人生最後の集大成とも言うべき作品が、本書に掲載した創作『神の国をめざして』です。この作品は『甲田の裾』に一九七八年二月号から翌年八月号まで一四回のシリーズで掲載されたものです。三〇歳半ばに失明しましたが、ひたすら点字聖書を舌読するなかで、神を求め信仰を堅くした彼の姿がにじみ出ているように思われます。

目次

あるハンセン病キリスト者の生涯と祈り

――北島青葉『神の国をめざして』が語る世界――

はじめに

二〇一一年三月一九日、三・一一あの東日本大震災のあった一週間後、母校道立衛生学院保健婦科の閉科に際して催された、同窓会「あすなろ」閉会記念祝賀会の出来事であった。同期の者がテーブルを囲み話に花が咲いた。私は修士論文を挿入した『ハンセン病者の軌跡』（同成社、二〇一一年）を書き上げる直前であり、今ハンセン病の勉強をしていることを仲間に伝えた。そのとき森元智恵子さんが、

「昔、私の叔父（北島青葉・本名熊谷久一）が青森（松丘保養園）に居たらしい。眼の見えない叔父さんで、青森から時々りんごが送られてきたという話を聞いたことがあったが、詳しいことを母親から聞くことはなかった。」

と話してくれた。

私は、熊谷久一の消息を知る方がいないかどうかを尋ねるため、早速松丘保養園入所者滝田十和男さんに電話を入れた。滝田さんは、

「ああ知っているよ。私が入所したときに、少年舎の舎長をしていた方だ。園の中のインテリ中のインテリでクリスチャンだった。東北新生園にも居たことがあり、自分も一緒だったことがある。熊谷さんの奥さんはそこで亡くなった。彼のお父さんが面会に来たとき、駅まで送って行ったこともある。

病気が進み目が見えなくなり、神経痛を病んでいた。」などと、知っている情報を語ってくれた。

それらの情報を早速森元さんに伝えたところ、「叔父のことは四年前に母が亡くなったときに分かった。明治四一年二月一五日生れ、昭和七年五月二五日付けで青森県東津軽郡新城村字石江字平山一九番地に、新城村長工藤英夫名で分家届けが出され除籍となっていた。」という。

森元さんの弟後藤誠二さんは、「らい予防法違憲国家賠償訴訟」裁判の時に読んだ本に新城村の住所の記憶があった。森元さんの家族は定例で従兄弟会をされているとのことで、森元智恵子さんと弟の後藤誠二さんは叔父熊谷久一の生きた軌跡を辿る旅を決め、滝田さんに連絡し青森へと向かった。

二人にとり、初めてのハンセン病療養所訪問。「叔父はここでどんな生活をしていたのだろう。」彼を良く知る滝田さんとの出会いが、遺稿発掘の大きな役割を果たしてくれた。

熊谷久一は、北部保養院（現・松丘保養園）の機関誌『甲田の裾』に様々なペンネームで投稿していた。それを知るのは、今は滝田さん唯一人であった。母への思慕を書くときは、女性名で久子、短歌は青葉、クマコウ、北島青葉、本名の熊谷久一などと様々に使い分けていた。それらの遺稿は、『甲田の裾』元編集長滝田十和男さん、現機関誌編集担当者石田史子さんの手により発掘された。また、平成二五年九月末、後藤誠二さんと小林との再訪問は更に多くの遺稿発掘に結びついた。

熊谷久一は、昭和五八年六月一〇日松丘保養園で逝去、享年七五。現在、青森市月見野霊園の教会墓地に眠っている。

第一章　北部保養院と『甲田の裾』誕生

北部保養院は、一九〇七年（明治四〇）に公布された法律第一一号「癩予防ニ関スル件」に基づき、明治四二年四月一日、北海道・青森・秋田・山形・岩手・宮城・福島の一道六県の連合立により、第二区北部保養院の名称で設立されたハンセン病療養所である。一九四一年（昭和一六）、国立に移管され国立療養所松丘保養園となり現在に至る。

北部保養院（現・松丘保養園）機関誌『甲田の裾』誕生の経緯

昭和五年十月二十九日、宮内省皇太后宮太夫入江為守より、北部保養院院長中條資俊殿宛書留で御下賜金の知らせがあった。

来十一月十日貴院ニ対シ癩救療ノ思召ヲ以テ
皇太后陛下ヨリ賜金有之候條同日午前十時大宮御所ニ御出頭相成度候
昭和五年十一月十日
皇太后宮大夫子爵入江為守

皇太后陛下　今般特別ノ思召ヲ以テ貴院患者慰安ノ為金弐千円下賜相成候

これに先立ち入江皇太后大夫謹話が発せられた。

皇太后陛下に於かせられては　昭憲皇太后の御仁慈深き御心を偲ばせられ豫て　昭憲皇太后の御名に於て社会事業を援助し給はんとの思召あり已に先帝御在世中より叡慮に副ひて　両陛下の供御御服其他の諸費を年々御節約あらせられしが熟ら〳〵思召さるゝには　世に不幸なる病者多しと雖も癩病患者の如く治癒の方難く家庭の楽もなき悲惨なるものあらじ　と最も御同情遊ばされ又其の患者を救護し事務に盡瘁する人々の献身的の至誠に深く御感動あらせられ今般此種の社会事業に対し夫々御下賜あるべき旨

御沙汰あらせらる

昭和五年八月九日

療養所並びに癩救療従事者に対する御下賜金品の伝達式は、昭和五年十一月十日青森市赤十字社支部に於いて挙行された。中條院長はこの思召しにいたく感動しその感慨もひとしおであった。

「此の日は癩界に取って如何なる日であったかは今更申す迄もないが、畏くも皇太后陛下に於かせられては、我らの病友達とその救護に携わる人々や又此種社会事業の為に、最も尊き御浄財を御下賜あらせられた其の日であった。御聖旨の程を入江皇太后太夫の謹話に拝した国民は、一斉の感激を持って事業の重大性を悟るに至り、爰に癩界は久しかったさみだれの雲幕を切り落として、千有余年の奈良朝に、畏くも　光明皇后様が、癩者の汚垢を御手づから洗い遊ばした史蹟を目の当り拝する様に勿体なく明るい温き御代に甦つて、全くの楽園にいたつきの身を養い得る時代を迎ふるに至った。（後略）」

（一九三四年九月号掲載）

中條院長は、この御下賜金を入所者の心情を吐露し慰藉し広く社会への啓蒙も兼ねるものとし、園機関誌『甲田の裾』の発刊を決めた。これは、全国ハンセン病療養所における御下賜金活用の先駆けとして誕生、後に他園もこれに続いた。これは熊谷久一が入所した年、秋の出来事であった。ハンセン病療養所開設以来百年を経過した今も園機関誌として脈々と継続されており、内外に果たしたその役割は大きい。久一が入所した翌昭和六年十一月十日、「御下賜金拝受記念式」が行われた。当時の北部保養院の位置づけを概観できる資料として、青森市長の祝辞を掲載する。

「祝　辞」

北部保養院ハ明治四十二年ノ創設ニシテ我国社会事業殊ニ意義ト光輝アル歴史ヲ有シ人類共存ノ調制的理由ヲ經トシ同情同愛ノ慈恵的精神ヲ偉トシ着々トシテ歩ヲ進メ爾来二十有三年事業ハ隠微ノ間ニ大ナル発展ヲ遂ケ而カモ近来特ニ其成績ヲ認ムヘキモノアルハ畢竟スルニ中條博士以下職員各位ノ献身的努力ノ結果ト云ワサルヘカラス

畏クモ聡明仁慈ナル　皇太后陛下ハ夙ニ御心ヲ保養院ノ事業ニ致サセ給ヒ北部保養院当局ノ犠牲的功績ヲ嘉賞アラセラレ昨年十二月ヲ以テ金品御下賜ノ特典ヲ拝シタ皇恩優渥ニシテ海ノ如シ

茲ニ本日ヲ以テ拝受記念ノ式ヲ挙ケ其感激ヲ新タニセラルルニ際シ不肖亦其末席ニ列スルヲ得タルハ寔ニ光栄トスルトコロナリ

顧フニ保養院ノ事業ハ其目的ト期待ニ於テ幾多ノ重要ナル使命ヲ有スルモノニシテ国民保健ノ見地ヨリ隔離防衛ノ方法ヲ講スルト共ニ一面憐ムヘキ絶望的患者ニ対シ一視同仁専門的治療ヲ加ヘテ満足ヲ与フルハ勿論ナルモ主トシテ無援孤独ノ患者ヲ同一所ニ集メ特殊ノ温キ『ホーム』ヲ作リ同病同哀ノ

患者ニ対シ精神的慰安ヲ与フルハ真ノ目的ニシテ蓋シ当局最大苦心ノ存スルナラント信ス更ニ国際的理由ニ依リ国家ハ之レカ施設ヲ怠ル能ハサル勿論一層其経営ニ関シ遺憾ナキヲ期セサルヘカラス宣哉本院ニ対シ目下増設拡張ノ議アルト希クハ関係地方ノ理解ヲ以テ益々理想ノ経営ヲ全フセラレ患者ト共ニ其離レタル家族ヲ慰藉シ進ンテ国家ノ保健ト名誉ノ為一層ノ努力ヲ盡サレンコトヲ終ニ臨ミ斯界ノ泰斗タル中條博士ニ対シ自重加餐ヲ祈ルト共ニ益々博愛仁慈ノ誠ヲ発揮セラレ以テ宏大ナル御〇旨ニ対ヘ奉ランコトヲ希フ

聊カ所懐ヲ陳シ祝辞トス

昭和六年十一月十日

青森市長　北山一郎

第二章　北部保養院への道

父・熊谷庄次郎「愛知県開拓団」の一員として北海道へ入植

熊谷久一は、一九〇八年（明治四一）二月一五日、父熊谷庄次郎、母みよの八人兄弟の三男として、北海道東倶知安村（現在の京極町）末次農場で小作農の子として生まれた。久一の父庄次郎は、愛知県春日井郡雛五村の小作農の出身で、五歳のとき父久三を亡くした。さらに不幸は続き、一八九一年（明治二四）一〇月二八日、日本の地震史上に残るマグニチュード八・四、死者七千二百三二人、負傷者一万七千百七十五人を出すという「濃尾大地震」に遭遇、地域は壊滅的な打撃を受けた。庄次郎九歳の秋であった。日々の生活を何とかやりくりしている小作農にとり、計り知れない大打撃になった。

「濃尾大地震」は未曾有の惨状をもたらしただけに、キリスト教をはじめ仏教各派による救済活動が展開された。キリスト教界では岡山孤児院の石井十次が熱心に孤児の救養にあたったが、六歳未満時の幼児を収容しえないため石井（大須賀）亮一が東京下谷に聖三一孤女学院（現・滝乃川学園）を開設して引き取った。

岐阜県下では僧侶による「邪教撲滅仏教大演説会」等が開催されたとはいえ、キリスト教界は、孤児をはじめ、聖心会による盲人罹災者の救済、東京赤坂病院長ホイットニーによる医療救済・慰問伝道、ミス・ヤングマンによる困窮者救済伝道を展開し、罹災者救援に大きな足跡を残した。岐阜聖公会訓盲院（現・岐阜県立盲学校）上毛孤児院（現・上毛愛隣社）などは、こうした濃尾震災の救援活動の中から誕生した。この活動はキリスト教の社会福祉事業の先駆けと言われる。

この大震災を契機に、一八九四年（明治二七）五月、父庄次郎一二歳のとき、母と母の兄である叔父の家族と共に、愛知県団体五六戸、三二〇人の開拓団の一員として故郷を後にした。その旅程は、熱田港より四日市港まで小蒸気船で渡り、四日市港で「近江丸」（二千トン）という大汽船に乗り込んで故郷を出港するというものだった。旅の途中病人も出ず、海上も平穏で小樽に無事上陸できた。小樽より人口二万人の札幌に移動一泊し、疲れをいやすいと間もなく、翌日五ないし六個の行李を馬に乗せ、思い思いの荷物を背負い、石狩平野を見渡す一本道の彼方に横たわる地平線を目当てに、茨戸までの一六キロの道程を歩いた。茨戸で舟小屋を借り三〇戸分を収容し、残りは民家四戸に頼んで一週間滞在した。

老人と子供だけを残し、働けるものはみな原生林に入った。茨戸から生振までの約一里に刈り分け路を作り、団員総出で開墾地式の「拝小屋」を造った。一棟に二ないし五戸ずつ入り、最大の三間と六間には六戸を収容し、石狩国生振原野に入植したのである。またかねて道庁で区画してくれた土地が郷里の村別に抽選で土地を配当された。これが実に一八九四年（明治二七）五月二九日の吉日であった。

政府は明治初年の段階で北海道を「無主の地」とみなし、全道の土地を全て国有地に編入した。以後開拓使や北海道庁の開拓政策は、この国有未開地を府県からの移民に払い下げることで進められた。明治三〇（一八九七）年三月、「北海道国有未開地処分法」が制定・公布され四月一日より施行された。これにより、北海道国有未開地の売払、付与、交換及び貸付の処分は、この法律によるとされた。いちど蝦夷の地に足を踏みいれた開拓者たちは、日々厳しい自然との闘いに明け暮れ、裸一貫・素手による後退をゆるされぬぎりぎりの生き方に身を投じたのであった。

庄次郎が入植したのは一八九四年（明治二七）、一二歳のときであり、すぐに土地を付与されることはなく、その間叔父伊藤銀三郎の世話を受け、一八九九年（明治三二）以降、一八歳になってから、「生振《オヤフル》村三四〇番地」に五町歩の土地が与えられた。庄次郎は母親かのと周囲の人達の援助で連日農作業に励んだ。だが毎年襲う大なり小なりの水害、そして冷害に悩まされる日々だった。さらなる打撃は、徴兵義務であった。

二〇歳で徴兵検査を甲種合格した庄次郎は入営、三年間の兵営生活をした。除隊した庄次郎は、一九〇二年（明治三五）、北生振で農業を営んでいた工藤林蔵の長女工藤みよ一六歳と結婚、翌年長男源治郎が誕生した。だが一九〇四年（明治三七）六月、日露戦争による召集で、旭川第七師団に入隊した。その出征記念写真帳の中に、「在郷　野戦砲兵第七連隊補充大隊第一中隊砲兵輸卒　熊谷庄次郎」と、軍服姿の庄次郎の写真が残されている。

庄次郎出征後の留守中も天災は止まず、残された家族は一九〇四年（明治三七）の大水害により大きな試練を受けた。六月二九日北海道に接近し、三〇日に横断した熱帯低気圧による強い雨と、七月八日から十日にわたる北海道西部地方を中心とした豪雨が道内を襲い、さらに一〇日夜から本道に上陸した台風により、一一日まで連続降雨が続いた。そのため石狩、天塩地方が大雨となり、石狩川をはじめ諸河川が氾濫した。

石狩川の洪水は前後二回に亘り、下流の石狩町及び生振は上流の水が集中的に押し寄せた大洪水で、被害も甚大であった。開拓が進み、一八九八年（明治三一）より畑が拡大した分、開拓地の被害も甚大となった。農作物は、無残にも洪水の下に埋まり収穫は見込めない状況に陥った。家族は大黒柱である庄次郎の不在、さらに自然の脅威に叩きのめされた。しかし、庄次郎は入隊中の落馬による怪我で除隊となり、一九〇五年（明治三八）帰村した。庄次郎の目に映ったのは、苦労し切り開いた自分の土地の見る影もない無残な姿だった。

ここに一家は、生振に見切りをつけ、石狩町高岡番外地に移った。みよの胸には、生まれて間もない次男常次郎が抱かれていた。だがこの地は、近くに石油が湧いているような農業に適さない泥炭地で、土壌改良をしなければ到底農作物の収穫は望めない土地であった。一九〇六年（明治三九）、一家は新たな土地を求めて、倶知安町南五線一三番地に移転する。しかし、この地も雪解け時期には羊蹄山からの落石で、傾斜面から畑地に石がごろごろ転がって来るような土地だった。ここでも自然の脅威に立ち塞がれて計画を断念せざるを得ず、一九〇八年（明治四一）、東倶知安村大字ワッカタサップ番外地に移転、末次農場の小作人となった。この年、三男久一が誕生する。（一九四〇年東倶知安村は、村名を京極村と改称する）。

一九四一年（昭和一六）、現在の京極町更進四七八番地に離農者の土地を購入、自作農として農業を営み酪農業の草分けとして牛飼いを始めた。かくて新天地北海道でいかに生きのびるかという現実の問いに、庄次郎は身をもって果敢に大地に挑み闘うことで応え、熊谷家の基盤作りを実現したのであった。

熊谷久一の生い立ち

熊谷久一は、地元公立東倶知安川上小学校（後の更進小学校）を、第一〇回生として一九二〇年（大正九）、一二歳で卒業。生徒全員和服姿の卒業記念写真が、唯一残されている。川上小学校は、一九〇九年（明治四二）、末次農場方面の子弟のため、私立末次教授所とし児童数三五名で開始された。当時の服装といえば、和服にもんぺ姿が普通で、教具は石盤に石筆で、文字や数字を書いては消し、書いては消し学んだ。教具を風呂敷に包み、履物は夏は黍がらの草履が主で、冬はワラの深靴か、つまごで通学したのであった。お弁当といえば殆どが、ジャガイモ、かぼちゃ、トウモロコシ、そば団子等で、米の弁当を持ってくる者はなかった。開拓経験者に何がつらかったかと問えば、みな一様に食の苦しみをうったえる。「過酷な労働のうえ、食物はきわめてそまつで、乏しかったから、その苦しみは生涯忘れられないのであろう。」と語っている。

久一は、担任の先生に上級学校への進学を勧められるも、小作農の父の下、経済的に困難であり進学を断念せざるを得なかった。卒業後、自家の農業を手伝い五年間を過ごした。その後、恩師の紹介で一九二五年（大正一四）、一七歳のとき、札幌富貴堂に就職する。

富貴堂社長・中村信以《のぶしげ》との出会い

一七歳の久一は、書籍・楽器販売等を営み、道内一の規模で北海道文化の発展を担う老舗となっていく富貴堂で、社長の中村信以と出会い就職する。向学心に燃える青年久一は、夜学に通いたいと願い出た。多くの教育機関との取引のあった社長の好意で、昼は住み込みで働き夜学に通うことになった。

富貴堂は、創始者中村信以が一八九三年（明治二六）札幌独立教会で、四方素牧師より受洗したキリスト者であったこともあり、職場にはキリスト教の雰囲気が横溢していた。内泊店員は、社長の中村が「神之御声　明治四五年一月一日　富貴堂　中村信以」と刻した鐘を、毎朝六時にならし起床させた。「朝の集まり」は、①讃美歌斉唱　②社長の訓話　③日々の力（聖書からえらんだ一句ずつを一年三六五日に配したもの）の朗読　④反省となり、はじめ五分か一〇分であったものが、訓話に熱が入って三〇分ものびることもあったという（『七十年の歩み・富貴堂小史』より）。

一九二五年（大正四）、富貴堂の住み込み店員として働くことになった弱冠一七歳の多感な久一は、このような職場にあふれるキリスト教の雰囲気に促されキリスト者への歩みをたどることとなる。

久一は、一九二八年（昭和三）五月、勉学の効あり北海道普通文官試験に合格、北海道庁学務部に勤務（久一、二〇歳）した。さらに上級をめざし努力を始めた矢先、一九二九年（昭和四）一一月七日、北海道帝国大学医学部付属病院で思いもかけずハンセン病の診断を受け、北海道庁を辞する。

第三章　北部保養院での日々

ハンセン病の診断から入所まで

ハンセン病の告知を受けた久一は、直ぐには療養所へ入所していない。入所前にハンセン病に関するあらゆる情報を収集したであろう。病について、予後について情報収集は容易であった。久一の苦悶と荒みは、察するにあまりある。不治の病とみなされ、ハンセン病の診断を受けた者は、終生隔離、絶対隔離の下、生涯ハンセン病療養所で過ごさなければならず、親兄弟と断絶して故郷を離れるほかなかった。二一歳の久一は、心の葛藤、逡巡、死の誘惑、その怒りと悲しみ、その感情の矛先を、時として自分を産んだ母親にぶつけるしかなかった。この思いは、後に、「お母さん」と題し、綴られている。

「あんなに苦しみもがいて終には死のうと迄思い詰めた私、その果はとうとうやけを起こしてあんなに荒んだ毎日を送った私でした。お母さんを苦しめ通した私でした。（後略）」

一九三〇年（昭和五）三月上旬、久一は今生の名残りにと、独り東京上野を訪れた。入院を目前にし絶望の際にある久一にとり、華やかな帝都を巡る旅は孤独を一層深めるものであった。だが「折柄聞ゆる鐘の音も今宵ばかりは不思議にも懐かしい気分を味ふ事が出来た。」と書くように、耳にした鐘の音は、富貴堂で毎朝起床時に社長の打ち鳴らす「神之御声」を思い出させたのであった。

青森駅での母との別れについて、後に久子なる女性のペンネームで、「母を送りて」と題し、青函連絡船での別れを綴った。当時、北海道から青森にあるハンセン病療養所への入所は、道内各地から函館に集められ、函館から青森まで青函連絡船で四時間かけての船旅が一般的であった。その別れの光景は、北海道と本州を隔てる津軽海峡が別れ行く者同士の哀感を一層深めるものとなった。久一は「この海峡を越え、再び北海道の故郷に戻れる日はあるのか。」「母との再会は叶うだろうか。」と、明日から始まる、見知らぬ生活への不安と悲しみに胸が詰まる思いで母と別れた。久一の場合、強制収容でなく任意での入所の扱いだったのだろう。警察官が付き添うことも、入所後家屋の物々しい消毒も行われることはなかった。

当時青森県弘前市には、ハンセン病の民間治療施設である内務省認可家伝薬喜宝丸本舗川崎恵谷堂があった。久一は、そこで当時唯一ハンセン病に有効とされた大風子油の治療を受けながら、その製剤技術を学んだ。

この後、久一はいよいよ療養所への入所を決意し、一九三〇年（昭和五）五月一六日、青森県東津軽郡新城村大字石江字平山一九番地にある第二区連合道県立北部保養院に入所した。久一、二二歳の春である。

当時のハンセン病者は、一九三〇年（昭和五）三月内務省衛生局による「らい患者一斉調査」によると、患者総数一万四千二百六十一人にのぼる。同年一〇月には、「らい患者根絶策」として二〇年計画、三〇年計画、五〇年計画が発表され、一九三五年（昭和一〇）に、「二〇年根絶計画」が採用された。その計画は、「現在癩患者を一万五千を見做し、既定計画による五千人収容施設の外に、更に新たに一万人を収容する施設をして、一〇年後には患者全部を収容する案で、全部隔離完了後は、十年を以て略患者がなくなるものとし、既定計画に依る費用を別として約三千七百万円の経費を要する。」というものであった。
久一は、入所にいたるまでの心の軌跡を「最後帝都」「母を送りて」で、次のように回想している。

「最後帝都」　青葉

春浅き三月上旬、不治の病に犯され、前途洋々たる希望も思えば涙の種子、血涙をのんで故郷の地を踏まねばならぬ我が身の因果―断腸の思ひで、今生の名残りに上野の森を訪れた。ながい春の一日にあきたのか、遊び疲れたのか、人の群も三々五々静かに静かに薄らいで行く、帝都唯一の上野…は矢張り淋しい…けれども、目を転ずれば上野広小路は流石に賑やかだ。ネオンサインや、廣告のイルミネーション…色種々の華やかな光を地上に空に…高架線を走る電車…エンヂンの響き…華やかな帝都の生活に比べて何と言ふ悲惨児なのだ。

ア丶凡ては闇だ、希望も幸福も粉砕された残骸の…獨り暗黒街に残されて…小鳥も塒に帰り安らかに眠る真夜中、哀れ我が身は一夜の夢を結ぶ宿もなき…お丶さらば帝都よ…折柄聞ゆる鐘の音も今宵ばかりは不思議にも懐かしい気分を味ふ事が出来た。

（一九三一年七月　掲載）

「母を送りて」　久子

「お母さん、もうすぐお別れね。何だか淋しいわ、一人ボッチになるんですもの……」お母さんが今晩郷里へ帰るので私は今一緒に連れ立ってA駅へ急いで居ました。
「そう暫くお別れね。母さんが居なくなってもしっかりなさいよ。だんだん寒くなるから、身体に気をつけなさいよ」

「ハイ大丈夫ですお母さん」と、答へたけれ共私は胸の中が一ぱいになって後の言葉が続けられなかった。あ、お母さんが何時までも居て下さったら…と思ふと不覚の涙が出た…駅へ着いてみると連絡船の出るにはまだ時間があったので桟橋の待合で待った。

お母さんは二人分のお弁当を買って来て、自分のを半分ほど食べて後みな私のへ入れて下さった。

「今暫く一緒に食べられないからお食り…でもお腹を悪くしては駄目ですよ」

「お母さん大丈夫よ…」

乗船の時間が来たお母さんはバスケットを、私は風呂敷包みを…船室に入って荷物を片付けて居る中にジャンジャンと銅鑼の音が聞こえた。

「見送りの方はお降り下さい」とボーイの声
「それぢゃお母さん途中気をつけて…おうちへ着いたらみんなによろしくね…」

「あ丶お前も身体を大事にしておくれ、寒くなるからね」

「ハイ、お母さん…お母さんもね…」後は声も涙に曇つて打ち消された。

無情に響く汽笛…甲板で見かへるお母さん…ホームに立って見送る私…船は動き出した。

「お母さん左様なら」と半布を振った。

「久子さん左様なら」

とかすかにきこえるお母さんの声、船はだんだん遠ざかる、夕霞にへだてられて見えなくなる。

「お母さん左様なら」もう一度叫んだがもう声は届かない。

私は呆然と見えなくなった船の後を…　夕闇の迫りくるホームに立ちつくして、明日からの淋しい生活を考へて泣いた。

「お母さん早く来てね…」もう一度叫んだ…。　（一九三〇、十一、十一）

久一の作品とペンネーム

久一は、『甲田の裾』に様々なペンネームを用い、多数投稿した。このペンネームを知っていたのは滝田十和男さんだけであり、滝田さんがいなければこれらの作品は誰にも顧みられず、松丘保養園の書庫に眠ったまま終ったであろう。遺された作品には、様々なペンネームが使い分けられている。

母への辛く切ない思いは女性名の久子で投稿し、その作品は「母を送りて」、「お母さん」、「死」の三作品である。「お母さん」では、信仰を得た喜びを率直に伝え、「ねお母さん神様を信じてください、神様に救はれてください」と、永遠の命、天国での再会を願い、キリスト教への入信を勧めている。

入所当時、青春期の魂の苦悩の時期は、青葉・青い葉・久一などで記した。「傷める魂」の冒頭で久一は、「お、傷める私の魂よ、人生の初舞台に乗り出さんと第一歩を踏み出した瞬間、奈落のどん底へ落ち込んだ私の魂、○病、何と云ふ悲惨な事実よ、」とひたすら魂の救済を願い、祈り、求め、ついに己の原罪を認識し、神に許しを乞うた。「子よ汝の罪許されたり安らかに行け」と。「私の魂は神様に確実に救はれた。神様は私のすべての罪を許して下さったばかりでなく罪の根さへも潔めて下さった。私を御自分の子として下さつた。」と久一は、十字架上のキリスト像を仰ぎ、回心し新生し、確かな信仰を得たのであった。

子供達への思いは仮名書きでクマガイ、クマ公とし、園からの正式な役職拝命の際は、熊谷久一と、入所後三年目で初めて本名を用いたのであった。詩「胸にひめて」は、初恋の人への切ない胸の中をヒサシの名で詠い上げ、機関誌の片隅にひっそりと掲載されていた。

東北新生園、再入園した松丘保養園での作品は、何れも北島青葉と記した。各ペンネームには、片時も忘れたことのない懐かしい故郷、北海道京極町を、短い青春を謳歌したアカシアの街札幌を、何れも緑溢れる原風景等に見られるように、久一の心のゆれ、胸臆に秘めた世界をうかがうことができる。

熊谷久一『甲田の裾』作品リスト（ペンネームによる分類）

タイトル	ペンネーム	掲載年月
母を送りて	久子	一九三一年一月（昭和六年）
「死」	久子	一九三一年三月（昭和六年）
お母さん	久子	一九三二年七月（昭和七年）
「涙の思い出」	青葉	一九三一年二月（昭和六年）
最後帝都	青葉	一九三一年七月（昭和六年）
傷める魂（一）（二）（三）	青い葉・久一	一九三二年三月（昭和七年）
「希望の光に胸憧るゝ」を読みて	青い葉	一九三二年三月（昭和七年）
真実の精神生活	青葉生	一九三二年一一月（昭和七年）
心の断片	青葉	一九三三年一月（昭和八年）
春の断想	青葉	一九三三年五月（昭和八年）

詩「武田君に餞る」	青　葉	一九三三年七月（昭和八年）
我等の故郷（詩）	熊谷青葉	一九三一年五月（昭和六年）
悦子さんと敏ちゃん	ヒサイチ	一九三一年七月（昭和六年）
只知れり	ヒサイチ	一九三二年六月（昭和七年）
雪国の追憶	ヒサイチ	一九三三年四月（昭和八年）
さらば（児童欄）	ヒサイチ	一九三四年五月（昭和九年）
可憐な学徒	クマガイ	一九三三年一月（昭和八年）
愛する祖国を救はざるや	クマ公	一九三三年一月（昭和八年）
雪は降っても子供は元気だ	クマガイ	一九三三年一月（昭和八年）
詩・胸に秘めて	ひさし	一九三四年二月（昭和九年）
教育部ができて	熊谷久一	一九三三年三月（昭和八年）
雪国の王者	熊谷久一	一九三三年四月（昭和八年）
顧みる一ヶ年	熊谷久一	一九三三年一二月（昭和八年）
らい療養所内の教育	熊谷久一	一九三四年一月（昭和九年）
新しい一歩を	熊谷久一	一九三四年五月（昭和九年）
学園便り（週番日誌より）	熊谷久一	一九三四年六月（昭和九年）
此の日の思ひ出	熊谷　久	一九三五年八月（昭和一〇年）
心の触れ合い	北島青葉	一九七四年六月（昭和四九年）

看護新体制のあけくれ（Ⅰ）　北島青葉　一九六三年七月（昭和三八年）
看護新体制のあけくれ（Ⅱ）　北島青葉　一九六三年九月（昭和三八年）
創作『辛夷の花』　北島青葉　一九七五年八月（昭和五〇年）
創作『神の国をめざして』　北島青葉　一九七八年二月〜一九七九年八月（昭和五三年〜昭和五四年）

北部保養院入所・『甲田の裾』へ初投稿・望郷への想い

一九三〇年（昭和五）五月、北部保養院へ入所した久一は、一二月創刊した機関誌『甲田の裾』（通巻二号）へ初投稿した。掲載されたのは、入所翌年の新年号であった。二二歳の久一は、新緑をイメージしペンネームを青葉とする。

久一は、短歌には望郷の念を詠い、札幌の兄夫婦の隣家に住み、北九条小学校で代用教員をしている二〇歳の静江さんとの淡い初恋の思い出は、「涙の思い出」として綴られている。それはふたりにとって、互いの愛を感じた、初めての恋だったのだろう。二人は人生の生き方を語り合い、

「人間の生きる最高の目的は真、善、美でせう。そしてその究極は愛ぢゃないでせうか？（コリントの信徒への手紙一三）そしてそれをほんとうに知るのは学問や理知ではなくて信仰ではないでせうか」

と、静江さんは語っている。

互いに心惹かれながら別れねばならなかった二人、「血と涙の記録」と書かれているこの作品は、未完

のまま終わっている。二人の別れが如何なるものであったか、この先の心情を吐露することは余りにも辛く切ないものがあったのだろう。静江さんとの思い出は、短歌、詩「胸に秘めて」などに詠われ、久一の胸に生涯大切に秘められていたのだった。

当時富貴堂楽器部では、北海道を代表する建築家田上義也が、バチェラー師の紹介で、バイオリンを教示していた。その影響を受けたものであろう、久一の兄の家にバイオリン、マンドリンが永く残され、後にこれらの楽器は、甥達の手により、よみがえることになる。

久一は青春の地、札幌への望郷の思いを詠い、許されぬ恋を認めたのである。

（短歌）　　　　　　　　　　青　葉

ねむり得ぬ冷たき床のゆめうつゝ想いははるかふるさとへ行く
なよなよと風にゆだねてコスモスの花は淋しき秋日にゆるゝ
君を待つ今宵の雨のしげくしてうたゝねさむる雨だれの音
ふるう手に便りせんとて筆とれど涙にじみ来て止みにけるかな

（一九三一年一月　掲載）

「涙の思ひ出」（一）　　　　　　　　青　葉

昭和四年十一月七日、私は永久に永久に忘れ得ぬ日、やがて咲くべき蕾のまま夢想だにせぬ不治の病を得て、敗残の身を故郷から立たしめた日、はや一星霜を加へた今日、又新しく我をして袖をぬらさしめる、拙けれど私の血と涙の記録であります。

偲び出て涙新らたに溢れ来ぬすぎしむかしの悲し思ひ出

ここは日本の北国、アカシアの都と謳わるゝ札幌の街寒い霙のふる四月始めの或る朝でした。余り道が悪いので私は家を出てすぐ円山四丁目から電車に乗り、道庁前で下りた、車掌に「切符を」と言われてポケットに手を入れたら「サア大変」大事な蝦蟇口がない、何処をさがしても見当たらない、家に忘れたのか途中で落としたのか、雨はいよいよ降りしきる、客の中には汽車に乗る人と見えて時計とにらめっこし乍ら「オイ車掌早く出せ。汽車に間に合はなくなる早く早く」と急き立てる借りるべく誰も知っ人たもない、どうしてよいか途方にくれた、幾等困っても財布は出て来ない、その時誰か服のポケットにさわる人があるので振りかへつてみると電車券が入れてある、ハッと思って見上げるその人は学校の女教師らしき人、紫の袴、抱えた風呂敷包みニッコリして「どうぞお使い下さいませ」私は余りの嬉しさにその切符を車掌に差出した、電車は轟々と走り去った、私は余り突然の事でその方にお礼を云う間もなく電車が行って了つたので一言も感謝の意を得ず別れて了つた、言い得なかった感謝の心をこめて雨の中に遠ざかりゆくその方を見送った。

× × ×

それから約一ヶ月余りすぎた桜咲く五月中旬の日曜に兄達が花見に出かけたので私は留守居番を言ひつかったポカポカと暖かい春日和、外の事を思うとじっとして居られなくなる、読書にも飽きた私は好きなバイオリンを出してベニスの舟唄を弾いて居た。ふと耳をすますと私の弾くのに合はせて唄ふ声が聞こえる、誰だらうと弾く手を休めて窓を開けて見ると、向側の家で天気が好いので窓を開けて向こふむきに座って裁縫をし乍口づさんで居る若い女の人が居る。どうしてあんな美しい声が出るのだらうと感心して暫く我を忘れて聞き惚れて居る、ふとこの女がこちらを振り向いた私と視線が合って私はアッと驚き声を上げた。先日電車で困っていた時切符をくれたあの女教員姿の方でした。私はすぐ外に飛び出して、先日の親切を心から感謝したその時暫くの間話したが静江さんは（その方のお名前は松本静江さんと教わった）快活で落ち着きのある方だと感心した。（未完）

（一九三二年二月　掲載）

「涙の思い出」（承前）　青　葉

それから、時々電車で一緒になり又天気の好い日一緒に話し乍ら帰った事もあった。静江さんのお話で、静江さんのお父さんは、二年前に亡くなられ、その時迄は可成大きく店を出してやっていたのだが、お父さんが亡くなると店を切り廻して居た支配人が腹黒い人で、お母さんをだましてその資産を使い込み果ては大金を握つて雲がくれをして了つたので、お母さんはその時何事も自分達の運命と諦めて残る物全部を債権者に渡して、一家四人今の小さい家へ引っ越したのだそうです。その時静江さんは女学校四年で、もう後一年で卒業と言ふ所でしたがお母さんがあと一年是非続ける様にと言はれるのを無理に自分で退学して、北九条小学校へ代用教員として奉職して、お母さんを助け十六の妹さんを女学校へ、十四の弟さんを中学へやって居られるのでした、所が悪い時には悪い物で、たった一人のお母さんが、昨年の夏暑気に当てられてか、身体を悪くして以来何も出来ず、ぶらぶらして居られ、今ではほんとうに静江さんの腕一つで、一家が支えられて行って居るとの事でした、私は静江さんは今年二〇、女であるのに一家を支えて戦って居られる。私は静江さんと較べてほんとうに自分が恥ずかしくなった。私はずつとはなれた田舎の農家の三男坊として生れた家が貧しくて小学校も六年より行けなかった。十七の秋志を立てゝ家を出て恩師を頼って上札し日中は或商店に勤め主人の情で夜学に通はせて頂き昨年五月普通文官の試験を受け夜学校の先生の紹介で道庁の教育課に末席を汚して居ました、この次は一つ上をと勉強中でした。今こうして静江さんのお話しを聞いて私は只自分の事ばかりへ考え努力してゐるのに静江さんは御自分の事など少しも考へずにお母さんの事、小さい妹さん弟さんの為に働いていなさる、しかもそれが自分よりも二つも年下の、そして女性であるを、何と言ふ意気地のない私よ、何と偉大なる尊敬すべき静江さんよと感服した。

「涙の思い出」（三）　　　青　葉

時六月名物アカシアの花乳色に香り高く咲き満ち行く快き香に酔ひ我を忘るゝ。停車場通り北一条は分けても見事に咲く、今北一条通り晩の事とて人通り少ないアカシアの並木の下、心ゆく迄その香を味わい乍ら私と静江さんは話しつゝ歩み続ける。「ね静江さん私はこう思ひますがね世の中で出来ぬといふ事はない、勿論常識外れた突飛な事は別ですが後藤先生の言葉の様に「正しき願ひは必ず適ふ」と思ひますしそれが出来ぬとあればその人の求め方が真剣さが努力さが足らぬ故と思ひますが、無論その道程にはきっといろいろな困難がありませう。迫害か非難か反対がありませうがそんな事に負けないで障害物を踏みつぶしてたゝきこわしてゆく「正義は必ず勝つ」という信念石にかぢりついてもと言ふ根強さ私は世の中で成し得ぬと言ふ事はないと思ひます、が貴女はどうお思ひですか？」「ハイ妾も貴方のおつしゃる通りだと思ひます。なせばなる…の古歌の様にですが貴方世の中は正義ばかりでやってゆけるでせうか？あのシエクスピアの書かれたヴェニスの商人の小説の様に人間の生きる真諦は正義ぢゃなくて愛ぢゃないでせうか？人間の生きる最高目的は真、善、美でせう。そしてその究極は愛ぢゃないでせうか？そしてそれをほんとうに知るのは学問や理知ではなくて信仰ではないでせうか、たとえば妾が他の方と競争しまして途中で一緒に溝に落ちたそして妾が先に上った他を棄てゝ走りませうか、確かに第一着でせう、でもそんなものぢゃないと思います。自分よりも先に他の方を押し上げるのがほんとうと思ひます。そうする事が結局自分を先にゆかせる事になると思ふのです愛の心は何時もみんなに愛され引き上げられ、下から押し上げられませう、それが妾達人間の務めと思ひます。妾の学校で教へますのも今こうして小さい乍らも愛の種を蒔いておけば何時かはきっと花が咲き実が結ぶ時が来ると思ふのです。そりゃ中には記憶が悪くて幾等教えても覚えない子供には情無くて泣きたくなりますが、今の小さい努力は先に行ってどれ丈大きな実を結んでくれるでせう。自分の小さい力が少しでも皆さんのお役に立てばどんなに嬉しい事でせう、そこに妾は生きる道と力を見出します。自分の目的の為に他を顧ず為し得たとて第三者からみて何の価値もないでせう。他を陥して上になるのは誰でも出来ませうでなくて自分は縁の下の力持ちで他の為に働く、そうする事が知らず〳〵に自分をほんとうに価値づけると思ひます。もしも自分を憎むものがあればそれは自分の愛の足りぬ証拠、自分の欠点を教えてくれるのです。感謝して努力すべきと思います。もしもその憎みに憎みで報いる様ではまだ〳〵その人は何も為し得ぬ人ぢやありますまいか？アラ御免下さい女のくせにおしゃべりばかりして御免下さいな！」私は静江さんの雄弁さに、思想の豊富さに又人間として出来て居るのに感心して聞き惚れた。ハッと立ち止まってみれば何時の間にか停車場通りから家の近く迄来て居た。時間は？と時計を見ればはや十時半。（未　完）

（一九三二年二月　掲載）

（短歌）

冬の夜半月も寒さにふるへたり只淋しさにひた泣きに泣く

洩れ聞こゆ聖歌に涙溢れ来ぬ主に恵まれ幸多き身は

ぬかずきて聖堂に祈り何時しかに涙にぬれぬ恵まれし我れ

窓辺打つ吹雪の音も故郷の便りするかと耳すませ

「元旦の朝」

元旦のまだ明けやらぬ聖堂に今年のことを固く誓ひぬ

なつかしの都に住める兄君の幸多かれと祈る元旦

（一九三二年二月　掲載）

療養所内での生活・死

療養所内は、いつも死と隣り合わせの時代であった。一九三一年（昭和六）北部保養院では、一九〇九年（明治四二）開所以来二三年間で、累計入所者数九六一名、死亡総数二六三名、死亡率は二七・三％という高さであった。治らい薬も、抗生物質も無い時代、重症化してからの入所、栄養状態の悪化、結核の発症、あるいは自死など、その要因は様々であったろう。久一は、通夜の晩に久子名で「与えられし所によりよき生を全ふすべかりしに」と記しながらも、「棄てられし人世に在りて病むよりは逝きにし君を幸とぞ思ふ」と詠んでいる。

「死」　　　　　　　　　　　　　　　　　　久　子

みなさん永い間御厄介になりました。妾はもうすぐ遠い所へゆきます。色々御厄介にばかりなって…どうか後の事は…とT子さんの声は涙に途切れる。一人一人の手を握り苦しい息で最後の別れを告げて…その夜半遂にT子さんは逝いた。噫花の盛りなる二十一、人の世に容れられぬ不治の病を抱いて、生きとし生ける者の必然的な定め、儚なき人の世、何が為め妾等は生れて来たのでせう？己が理想に生きんが為めにや？将又運命に捉はれ泣かんが為めにや？否、否、妾等の使命は、与えられし所によりよき生を全ふすべかりしに…死…もしも自分が直面した時、T子さんのように従容として妾の全部を委ね得ようか？而して死は絶対不可抗力であるを、最後を美しくかざりしT子さん、嗚呼偉なる哉。

（一九三一年三月　掲載）

（短歌）

お通夜の晩に（一月三十一日）　　　　　　久　子

君逝きぬ今宵通夜して在りし日の面影偲び袖をぬらしぬ

花ならば今を盛りの君の年むなしく逝きし人の世淋し
棄てられし人世に在りて病むよりは逝きにし君を幸とぞ思ふ

青葉

冬来なば春近しと歌へども我が世に春は何時か来るらん
なつかしの都に住める君を恋い涙にぬるゝ冬の夜淋し

（一九三一年三月　掲載）

久一　園歌を作詞

北部保養院に入所し一年が過ぎた。過去を振り返るのみでなく、この地を新たな故郷とし、信仰を得て主とともに力強く生きようとする久一の思いがこの作品より伝わってくる。

（詩）我らの故郷

熊谷青葉

一、甲田の裾に守られつゝ　　青森湾を近く見て
　名も美はしき松岡よ　　こゝぞ我らの楽天地

二、不治の病となつかしき　　故郷をのがれ傷つける
　身をいこはする主の胸に　　我が兄弟の楽天地

三、よし我れ肉に敗るとも　浄き主の血に甦り
　　霊の力に肉を超え　我等は強く主に生きん

四、松の緑のとこしへに　雨に嵐に雪に堪へ
　　雄ゝしく立てるその姿　我等も強く主に生きん

（一九三一年五月　掲載）

（短歌）　熊　谷　青　葉

朝つゆに足のぬれつゝ細道をゆく我が胸に春風の吹く

漣にくだけて旭日きらきらと吹く風軽し春のひと朝

（一九三一年七月　掲載）

第四章　求道と回心

キリスト教—信仰受容・結婚

一九三〇年（昭和五）五月一六日入所した二二歳の久一は、精神的な苦痛、苦悩の極限を味わい、しばしば教会を訪れ祈りひたすら聖書を読み、ついに霊的働きを受けキリスト教の信仰を確信し己の魂の救いにたどりつく。

『彼によりて神のわざの顕れんためなり』と、聖書の一句を送られた。

あゝこの一句、此の一句、私の人生問題は解決された。イエスはお答えになった。『本人が罪を犯したからでも、両親が罪を犯したからでもない。神の業がこの人に現れるためである。』（ヨハネによる福音書九章三節）

と、信仰を得た悦びを母に伝えキリスト教への入信を勧めている。

一九三一年（昭和六）久一は、二三歳で、同病の入所者阿保キヨ一七歳と結婚する。阿保キヨは、阿保三郎の姪で一九一四年（大正三）一〇月二三日生まれ、一九二二年（大正一一）五月、七歳で北部保養院に入所し、両手足が不自由、片足は義足だった。久一と同じキリスト教プロテスタント、ホーリネス系の信者であった。「当時の松丘では、本人の合意に基く結婚がなされるなどということは珍しい位少なかった。すべては独裁者の息のかかった人の口を通さねば認められなかったからである。」（松丘保養園七十年記念誌、一五六頁）と、いわれる。

久一は、己の業に涙するなかにイエスに出会い、救済の祈りに生きる途を見出すことになる。ここにいたる心の軌跡、苦しさ、絶望から救済への営みは魂の青春たる思いをこめ、「青い葉」なるペンネームに託したのである。

「『希望の光に胸憧るゝ』を読みて」

青い葉

此の世の中に誰一人として不愉快に生活したいと思っているものはない。愉快に即ち幸福に生きてゆきたいのは万人の衷心からの願ひであります。そして唯の一人もどん底に呻吟したい者はありません。悲観主義より楽観主義に転換せよ、悲観も楽観も要するに心の持ち方一つだと…然し乍ら私は否と叫びます。何事に付いても楽観出来る方が真にありとするならば或る意味に於てそれは幸福です。乍然それは真の楽観ぢやない。苦悩は依然として苦悩です。単に心の持方一つであると思はれる方は人生のどん底の苦しみを味はぬ方であると思ふ。悲しみのどん底にある己に無理に悦べと強いられても誰しも心から悲しみを忘れて悦べる者はありません。よしそれが可能なりという言ふ者あってもそれは明に自己欺瞞であります。と言って私は決して宿命論者ではありません。単に心の持方一つで左右される程しかく簡単なものではありません。もっともっと高い深遠なものであると思ひます。単に心の持方一つで左右出来ると言ふ人生観を持つ方に申上げたい。あなたの喜びを憂ひに換へ笑ひを悲しみにかへる事が出来ますか。

人生と言ふものはもっと〳〵深遠なものであり到底一片の理論で解決できるものではありません。私は悩む人は幸福だと信じます。彼等は必ず頂点に到達する事が出来ます。心の持方一つであるとかく簡単に結論する方は不幸だと思います。悩む人は幸ひなり、もっと真剣に悩んでそして真理の彼岸に到達しませう。悩む人は幸ひなり、悩め悩めもっと深く悩め。（一・一〇）

（一九三二年三月　掲載）

「傷める魂（一）」

青い葉

お、傷める私の魂よ、人生の初舞台に乗り出さんと第一歩を踏み出した瞬間、奈落のどん底へ落ち込んだ私の魂、〇病、何と云ふ悲惨な事実よ、傷める私の魂は此の世の富も地位も名誉もほんの一寸も癒してくれませんでした。大好きな文学や音楽も只その時淋しさを慰めてくれるだけで、空虚な私の魂を満たしてくれませんでした。親しい方にお話しすれば…こうなれば仕方がないんだ、この病気がなほつたためしがないのだ。幾等考へても駄目なんだ、諦めろ諦めてここで面白く暮らした方が得なんだと…私は自分の体の事は事実諦めて居るんです。諦めきれないのは私の身体ぢゃないんですもの、私の魂と私を愛して下さる方々に対してなんです…或る方は又それはね、今あんたが病気になって居るのは前世の罪の報ひなんです、だからどうしてもその報ひの苦しみを背負って行かなきゃならんのです。だから出来る丈善い事をしてその罪を軽くするのです。毎日信仰してお勤行するのです……と、だけど私は前世の罪なんて私は犯した覚えもないし責任もない様に思はされるんですもの。

そしてほんとうに前世の罪があるならこれから善い事をしてつぐのふにしても私は身体が弱いので中々出来ないし、そして生きて居る間に前世の罪の罪滅しが全部出来なかったら私は彼の世に行っても救はれないんだし、前世の罪という事で私は現在や将来を諦め切れないんですもの。そしてそう云う方がお酒や煙草を呑んだり、喧嘩をしたり平気で悪い事をしてゐなさるんです。私はどうしたらよいのか、一体どれが本当なのかわからなくなりました。考へれば考へる程分らなくなりますしと言って考へないで居られません。一体どれが本当なのか私の真実に生きる道は何処にあるのでせう。私がどんなに悩んでも苦しんでも、もがいても誰も本当に求めて居る私の生きてゆく道を教へて下さる方はありません。前も後も只真暗なんです。どっちを向いても道はなし、どんなに考へても分らない。分からないけれ共私はとても諦め切れない。あゝこうして私は死んで行くのか、漸くこれからと思ふ花なれば開き初めに、大恩受けた方々に報ゆる事は出来ず、愛せられる方を愛し得ず、あゝ私はこのままここでもだえ〳〵て死んでいくのか…とどんなに〳〵人知れず泣いた事でせう。(つゞく)

(一九三二年三月　掲載)

「傷める魂（二）」

久　一

その時、あゝその時見えない手が打ち伏して泣いて居る私を起して下さった。そして「頭を上げて見よ」と静かな厳かな声が…涙にぬれた瞳にうつるかすかな光…見る〳〵明るく透き通って輝く。私の魂は何者かに捉へられて上へ〳〵と上げられる。振りかへる地上に投げ出されてある屍。光りに照らされた真黒な塊りよく見れば私だ。そしてその上にハッキリ記された文字「罪」次の瞬間魂は空中から屍の中へ投げ込まれた。そして光は遠ざかりゆく。私はもがいて叫んだ。『お丶私は罪人です許して下さい救つて下さい』その時再び静かな厳かな声が頭の上に響く。『子よ汝の罪許されたり安かに行け』その瞬間私は全身水を浴びせられた様に感じた。そして自分の身体だか人の身体だか分らない只見えない能に打たれて身も魂も何処かへ引き上げられて行く様に感ずる。あたりはきらめく光に輝く。その中から今度はやさしい声が続いて聞える…我が子よ私はお前の父であり神なんだよ。私はお前を長い間待って居たのだよ。お前をこの世に生み出させたのは私だよ。もう再び罪を犯してはいけませんよ。罪は私との間を邪魔する垣根だよ。私の道へ来なさい苦しみも飢える事も渇はく事もありません。天国です。ほんとに毎日悦び歌ひ乍ら行けるのです。あれ御らん、お前の罪はあの十字架につけられてあるから…見上ぐる頭上に一人の方が十字架に釘づけられて手から足から血を流して、頭にはイバラの冠りを…こは汝が為に汝が為に……私はひれ伏して叫んだ…お丶主よ許したまえ我が如き者の為にかく迄むごい十字架にお丶父よ許し給へ…その時強い強い光が突き刺す如く輝いて眼を射る。私は余りの輝きに打たれて打つ伏した……そっと眼を上げて見ると何と云ふ明るい世界、何も彼も輝いて見える。美しく咲き乱れた花、唄う小鳥の声、緑の芝生その中に平な真直ぐな道、ずっと〳〵続いて向かう山の上に迄、尚よく見るとたくさんの人が楽しそうに唄い乍ら行くのが見える。『サァ兄弟行きましょう』と見知らぬ方だが私の手を取って……私も何時の間にか唄い乍らに…もう

唄はないで居られない嬉しくて〳〵……知らず〳〵ハレルヤ〳〵と。(つゞく)

(一九三二年四月　掲載)

「傷める魂(三)」　久一

私は救はれた。私の魂は神様に確実に救はれた。神様は私のすべての罪を許して下さったばかりでなく罪の根さへも潔めて下さった。私を御自分の子として下さつた。地獄行きを天国行きにして下さつた。今迄泣いて苦しみ悩み通して居たのが今度は毎日悦び歌ひ嬉しくてたまらない。見るもの聞くもの悉く感謝に代らせられました。私の魂のお父さんはこの天地を造って下さった神様です。そして天国の後嗣として下さった。やがてこの地上を去って天国へ行ったら永久に神様と住まれるのです。神様は何時も〳〵恵んで下さる悦びを与えて下さる能を与えて下さる、守り導いて下さる。私の身体はこの地上ですが魂は天津聖国の悦びに溢れて居ります。神様は恵みに恵み満しに満して下さる。歌はずには居られぬ、悦ばずには居られない、感謝せずには居られない、この神様の御愛より私をはならせん者は誰ぞや、よし全世界を与へんと言う共即座に否と叫ぶ、神の愛我にせまれりハレルヤ。或る人は言ふ君○病になって神だの天国など限りなき生命だのつて馬鹿〳〵しい、天国も地獄も此の世に在りだよ、要するに宗教はよりよく生きる一つの手段ぢやないか。信仰〳〵つてそんな固苦しい生活をしなくても好いぜ与へられた生命を出来るだけ楽しんで行かうよ、死んでからの事なんか分るものか、死は無だよ古今の聖人賢人みんな死んだぢやないか、罪々と云ふが誰が一つも罪を犯さない様な生き方が出来るものか、愛の神ならなぜ罪を犯す様な弱い人間を造ってくれたのだ。神だの天国だのそんな非科学的論理的なものどうして信ぜるか、君の迷信だよ、人生須らく楽しく生きるべきだよ…何とでも言はゞ言え私が神様に罪許されて救はれたのは事実だ。日々聖国を仰いで悦びに溢れて居るのは事実です。信仰は事実、天国は事実です。一切は事実です。私があんなに苦しみ悩んで居る傷ついた魂、からっぽの魂を誰が癒し満たしてくれたか、私のお父さんである神様の外一人もなかった。罪を許して潔めて下さったのは十字架上のイエス様より外一人もなかった。一切が事実、神様は確信を与へてくださった。聖霊自ら我らの霊と偕に我らが神の子たるを證しす（ローマ書八章一六節）而して時来らばこの〇病の身体迄栄化される。夢の様な話なれど事実です。知る人ぞ知る私如き者をかく迄愛して下さる恵みに感謝します。一切の栄光は神様に　アーメン。（完）

（一九三二年五月　掲載）

「只知れり」

ヒサイチ

人生何と言ふ不可思議な宿題でしょう。私は長い間殊に病気になって人生という事に苦悶した。私ばかりでない生きとし生ける者すべての悩みでせう。そして大部分は未解決のまゝ死の世界へ運ばれる。次から次へと或る方は考えまいとしてゆく、或る方は前世の宿業だとして、或る方は御自分の信念に専心になる事によって、そして問題に克つてゆく。けれ共どうしても私の魂にピッタリと一致されなかった。色々な本も随分読まされたけれども又たくさんの偉い方のお話も聞かされたけれども、どうしても私の魂にピッタリした解決を与えて下さらなかった。そして長い間悩んだというよりも、もがいたと言った方が適当であった程、昨年の一月或る大きなショックを受けた為、不思議にも信仰の世界に生かされて後、或る方よりの手紙に『彼によりて神のわざの顕れんためなり』と聖書の一句を送られた。あゝこの一句、此の一句、私の人生問題は解決された。人生に対する一切はこの聖言によって解決された。『彼によりて神のわざの顕れん為なリ』然り、私という者を通して神様は御自身を示さんと為し給ふ、此の朽ちゆく死にたる犬の如き場ふさぎ者を通して。これ以後私の人生観外すべてが一大転換された。今迄すべてが悲観的、厭世的であった私が、眼に入るものみな輝く生涯に生まれ代わらせられました。私は今迄生まれつきの盲目であった為に真なるものを観る事が出来ず苦悶した今信仰の眼を開けさせられた時一切が真実の如く明かになった。私はむずかしい理屈は知らない、神学や教理や哲学や系図を知らない。けれ共只知る、我は盲目なりしが今眼明かになれる此の一事を知る。（ヨハネ伝九章二十五下半）私が今迄信仰と生活に大きな矛盾を見出して苦しんだがそれも見事神様は信仰によって解決を与へて下さった。信仰によって解決されぬ問題はない。神様は全智全能の方です。私の心が純一化されました。クリスチャンであり乍らお酒や煙草を呑んで薬の為だなどと苦しい言ひ訳をしなけりゃならぬ苦しみを私は持たない。私の心は何時も単であり純一です。言ひ現す事の出来ぬ悦びが内側から湧き溢れ平安です。知らず私の口から溢れる聖歌

一、いかなればきみはかくいつくしみたまふにや
　　我れ知らずただ知れり罪の日を送りしを
二、いかにしてみすくひに我を入れ給いしか
　　我れ知らず只知れり主はみうせ給いしを

三、いずこまで聖手をもて導かせ給ふにや
　我れ知らず只知れり主はともにましますを
四、何れの日栄えもて世に下り給ふにや
　我れ知らず只知れり主に近くまみゆるを
（一九三二年六月　掲載）

「お母さん」　久　子

お母さんお変わり御座いませんか。お母さんはどんなに私の事を心配して居て下さる事でせう。ねお母さん私が病気を宣告された頃、私はやけを起こしてどんなにお母さんに心配やら迷惑をおかけした事でせう。本当に申訳のない事ばかりしました。今考へても恥かしい程に、でもお母さん私が神様に救われてからもう自分の事を悲しみません悩みません只毎日神様に救はれた感謝と悦びで一ぱいでございます。ほんとうなのよお母さん、私はお母さんに心配かけまいとしてわざと苦しみや涙をかくしてこの手紙を書いて居るのではないんです。ほんとうの心の奥底からのほとばしりなんです、溢れなんです、あんなに苦しみもがいて終ひには死なうと迄思い詰めた私、その果はとうとうやけを起こしてあんなに荒んだ毎日を送った私でした。お母さんを苦しめ通した私でした。お母さんその私が今神様に救はれてほんとうに静かに安らかに悦んで感謝して毎日を送らして頂いて居ります。私を一番よく知って下さるお母さん。お母さんはどんなに私の事を心配して居てくださる事でせう、そして毎日私達の不しあはせを悲しんでなさることでせう。私はお母さんの事を考へるとたまらなくなります、そして毎日お祈りして居ります。お母さん神様を信じて下さい。神様は一切の罪を許してどんなに幸福にして下さる事でせう。ねお母さん、人間誰もみんな幸福に暮らしたいのね、そして人間の幸福というふ事は身体の健不健やお金の有無や又境遇の如何に依るものでないですわ、ねお母さん。人間の幸不幸は神様を信じているか信じていないかに依てきまるものですわ。お母さん私は心配かけまいとして嘘を申し上げてゐませんのよ。又諦めて居るのでもないのです。神様は私にどんな時でも何時も悦びと安らけさを与へて下さるのです。ねお母さん神様を信じてください、神様に救はれてください、何も彼もみんな神様におまかせしてね。その時神様は一切の重荷を取り除いて救って下さいます。お母さん此の地上の生活は一寸の間丈です。天国は永遠です。私は何時もお母さんの為に祈って居ります。そりやお母さん私だって会いたい、お母さんの胸に思い切りだかれたい泣きたい。けれどもお母さん私は地上でこれきりお会い出来なくても天国で永遠に〳〵一緒に暮らしたい、ねお母様神様を信じて救はれて下さい。神様はお母さんの信じなさるのを待ってなさいます……神様どうか私を愛して心配して下さるお母さんを救つて私と同じ天の悦びに入れてください、…アーメン。

（一九三二年七月　掲載）

「真実の精神生活へ」

青葉生

紅葉の秋！！御下賜金記念の十一月！！私の心は悦びに躍る。嬉しさの余りつひ下手なペンを取った。我等の雑誌甲田の裾も新しい第三年目を迎へた。甲田の裾誌は大きい意味では我等癩者が全世界に呼びかける声なんだ。然し甲田の裾誌は何を叫んだか？遠慮なく言ふならば病気になって苦しかったまるで病苦の歴史そのものだった。返らぬ昔の繰り言だった、だがもうそんな時代じゃない。とは云へ此の自分も同じ苦しい道を辿って来たのだ。其の苦痛の大小は知らぬが然し自分自身も相当な苦しみの道を通されて来た。だが何時までも泣いているべき時ではない。我等の雑誌甲田の裾を通して我等の心的生活全部を活社会に吐露せしめよ、甲田の裾は電線であり我等の院は発電所でもあるのだ。発電所に電気が起こらなければ電線は無用の長物だ。病者であれまた健康者であれ自己と同一人はこの地上に絶対に存在しない。各自は其の人格に於て使命に於て時間的にも空間的にも絶対的な存在なのだ。自分は病者だもの云々とこんな悲観は絶対に棄てよ、新しく出来た院歌に「心は清く甦り」と云う一節があるがこれは単なる形容では無い。事実でなくてはならぬ筈。然るに外面は、らしく見えるが心の中はどうだ。誰しも云う我々は肉体的には破れたが精神生活に生きると、けれども事実はどうだ。心の中ではさながら火車の様に苦んで居るではないか、自分より何か少し優れた人をば妬み自分より下の人をば之を軽蔑し人の悪口を怨み憎悪呪詛等々平気で悪事をして罪を犯して居る。そして自ら悲しみ苦しんで居る。こういう事は総て心の問題である。口に筆に随分高邁な事をおっしゃる。然し心の中は？　多くの方の御話に又原稿に私は救はれた〳〵とある。然しそれは肉体丈の事で心の中ではやはり不平不満に悩んで居る。感謝だ〳〵と云うのは口先だけの事で心はカラッポじゃないか、人間は万物の霊長だと言ふ。もっと悦びに溢れた生活を望みそれを前に進める事が出来ないだらうか、もしこんな病院が無かったら私達は今頃どんな生活をした居ることやら。と考えると、そら恐ろしい。今かうして誰にも憚る事なく安住の出来るのは何といって良いか分らぬ感謝です。事実肉体的苦しみからは救はれたのです。

衣食住に何の心配が要らぬ保養院何と恵まれた私達でせう、只感謝の二字にとどまります。私の言ふのは精神生活のことです、私達は事実に於て精神生活に生きねばならぬ境遇です。自分の精神は他人の想像を許しません。自分の心の動き、心の一番奥底の魂は救はれて居ないからだ。魂が救はれるならば自然に浄められる、そこに真の意味の精神生活が出来るのである。魂が充満すれば自然に外部に流出せらるゝのである。

北部保養院の発電所は清浄であらねばなりません。悪心を圧さへ善心を伸ばして行くのは精神の修養に俟たねばなりなせぬ。吾々を真に救って下さるものは信仰以外にはありません。信仰の対象は神様です。神様と言っても人間が造った神様ではありません。人間を造つて下さった神様を信ずる事です。我々はこの信仰によって心の奥底の魂を救い院歌の一節『心は清く甦り』の境遇に□せねばなりません。

（一九三二年十一月　掲載）

「心の断片」

青葉

新しい年昭和八年は来た。

御身の今年のメッセーヂは何か?昨年の焼き直しでは今年の役に立たぬ。御身の生きる目的は確立して居るや?使命と目的は違ふ、使命は目的に向かっての奉仕である、働きである、目的の確立なくして使命はあり得ない。各人の生命、人格、使命は過去に現在に又将来に二つとない絶対的な唯一無二のものである。

境遇は決して目的を作らぬ、目的を教えてくれぬ、が使命は悟らせてくれる。目的は境遇を作る。目あてのない人生、自分の使命を知り得ぬ人生。これを人は運命と言ふ。何の為に生れ、何の為に生きるか知らぬ人。必ず一切が不平不満、腹の底からの悦びがない、これを不幸な人と言ふ。自分はこの為に生れた、この為に生きていく。仕へてゆくと自分の全生全身全霊を打ち込んでゆける人、これは一番の幸福者である。

大きな仕事をする人、然し湧き出づる悦びと感謝がなくば矢張不幸な人だ。小さな仕事誰の目にもつかぬ仕事、然しそれは深山の谷間に誰知らず咲くあの香り高い白百合のそれであり、心からなる感謝と悦びがあるなら幸福すぎる者である。

（一九三二年一月　掲載）

久一・癩撲滅を叫ぶ

「愛する祖国を救へ」何時誰が罹病せぬと断言出来ようぞ。と、全国の多くの未収容の病者に呼びかける。「もしこんな病院が無かったら私達は今頃どんな生活を居ることやら。と考えると、そら恐ろしい。今かうして誰にも憚る事なく安住の出来るのは何といって良いか分らぬ感謝です…」と。地方からも入所に関する相談が『甲田の裾』によせられ掲載されている。中條園長自身も入所者の歌を紹介しながら、在宅で苦しむ病者に入所を呼びかけている。

病故に世に入れられず迷い居し我救はれて嬉し松岡　三浦　登仙
親さえもいとふ病に冒されし身をみとりする心尊し　竹澤　群雀
病める身も忘れて歩む松岡の原には花の盛りなりけり　村上　北秀

「愛する祖国を救はずや」

クマ公

愛する我らの祖国日本より癩を除かん者は誰ぞ。
　日の本の癩を除かん心こそ
　　今の日本を愛する心ぞ

よくも歌つたる哉東京全生病院の一患者よ。我等は又叫ばん。『愛する祖国を救へ』と、全国未収容患者幾万人、而して日々如何に病菌を伝播しつゝある事ぞ、我等病者よ我等は撲滅戦線第一線に立って叫ばずや。『愛する祖国を救へ』と　………　………　………

愛する妻との、愛の結晶、己れの腹を痛め夜の眼も眠らずに育くんだ可憐の愛し子、行く末幸多かれと祈りつゝ、ありしに知らず不治の病に冒され……出来ぬ迄も自分の手で看とりして上げたい、出来るなら己が身に代へたいと願つても許されず、身を切られる以上の断腸の思ひで此処に送り出したであろう可憐なる子供たちの親達、よし子は親を忘る、日はあっても子を思はぬ時はあり得まじ、さはれ私も又こうした子供達の一人である。

愛する祖国世の皆様よ。

死にしならば諦めもしよう。されど病なるが故に愛し子と生き別れせねばならぬこの親たちの胸の中を知り得るや、今自分が受くる苦しみを愛する皆様に負って頂きたくない、防げば防げるこの病ひを。されど全国未収容患者一万人、お、神ならぬ身の何時誰が罹病せぬと断言出来ようぞ。

御身の愛し子に又愛する方々に大丈夫だと誰が断言出来ようぞ。来りて加はらずや癩撲滅運動に、わが松岡に、而して愛する祖国日本を救はずや。

（一九三二年一月　掲載）

淡谷悠蔵の見た北部保養院

淡谷悠蔵は、一九三三年（昭和八）当時北部保養院（青森県新城村）近くに住み農業を営んでいた。『甲田の裾』に「丘の秋」と題し、次のようなエッセーを寄せている。

その文章からは当時の入所者の状況、それを取り巻く地域の人々のまなざし、この病に対する認識を窺うことができる。彼は、さらに病者に対する人としてのあり様を問うている。その後入所者の短歌の選者を担当する。当初消毒済みの原稿でもそれを見るときには、火バサミを用い原稿をめくっていたという逸話があるが、しだいに入所者の良き理解者となる。

丘の秋

淡谷悠蔵

丘にも秋が来た。

霜でないかと思ふやうな冷たい露が、じっとりと草原に深く降りて居る朝がある。その草原の色も滅切り赤みを帯びてきた。

丘の背を行くと薄の穂が風になびいてゐる。昼のうちはまだ陽が暖いが、それでも風の中に簫殺《しょうさつ》とした冷い寂しさがこもるやうになった。

一と月前、丘には桔梗の紫の花が点々と咲いてゐた。萩も、女郎花も藤袴も咲いてゐた。それ等がみなす枯れて、さはるとパラパラと葉を散らし、種をこぼすやうになって了つてゐる。

県境の山脈の上にはあはたゞしく雲が湧き雲が流れる。遠い山には日が照り乍ら、バラバラと気ぜはしく時雨を落とし、雲が過ぎていく。

空気が鋼のやうに澄んだ日は、海を越えて函館の臥牛の山が、半島と半島の間に薄く浮かんで見えて来た。

その海の色より蒼い龍膽《りゅうたん》（りんどう）の花が谷間に咲きだした、バラの実、櫨《はぜ》の紅葉——。

うとまれて忘れられてやがて死に行きけん
癩病院の焼場のけむり

数年前の私の歌である。雪の霽《は》れた夕方、スキーで丘の上に立った時、緑が黒ずんで見える松の林の間から、一すぢ細く煙がのぼって居たのだ。煙はさゆらぎもせずまつすぐに空のぼつてゐた。鳥も啼かず、風さへ死んだやうに、物の音の絶えた夕暮れであった。

不幸な悲しい肉体と魂が焼かれてゐたのである、それは、ほそぼそとした一すじの煙になって雪の深い谷間の松の林の中を、空にのぼって居たのだ。寂寞とした天地自然の間に、私は声もない涙の音を聞いた。嗚咽の声を聞いた。

白樺の林を見、遠い海の色に心惹かれて、丘を行く日、谷間の木立の間に見える保養院の一つゞきの建物は雪空のやうに暗い冷たい陰影《かげ》を心に落として来る。

何の因にともなふこの惨めにもいたましい果であるのか、摂理とはかうしたものなのか。解き難い懐疑が、人間の運命上に投げかけられる。若し人生といふものがこんなにも絶望的な、こんなにも無意味な生き乍らの死に人間を突き落とすことのあるものとしたら——、足許に咲き乱れた草の花が一時にその色を失ひ、鳥が囀りを絶って、黒い死塊のやうに地に堕ちて来るやうに、人生に対する突然の不信と悲愁とが突き上げて来ることがあった。

私が一六七年以前、この丘の片隅に生活を移した時から、保養院の存在とそこに生きそこに死ぬ人々の運命が、私の思索を暗くした。院を脱け出して来たと云つてひどく病みやぶれた人に宿を乞はれた時、私は慄然として、荒々しくことはつた。

その思はずも投げかけた拒絶の荒々しさがまた長く、心にのこって、自らを噛んだ。

一日、院の中を見せて貰った時、不自由な包帯をした手で、オルガンをひく人を見た。

わがよろこびわがのぞみ
わがいのちのきみ
ひるたゝへようたひて
なほたらぬをおもふ

それは嘆きと呪の歌よりも更に悲しかった。

その播かざるに刈らねばならぬ惨ましい人々の中にあって療養と慰藉に従う人々のことが、更に私の心にのぼる日が多かった。

人はその日その日の糧を得る為には、どんなことでもするものだとは、私も思はぬではなかった。さうした眼で見るならば、伝染の危険のあるといふ病者達の中で、働く人々のことも、荒い海の上や、暗と毒気の地の底に糧を求むる人々の危険ともとより大差あるべき筈はないわけである。しかしそこには何か違ったものを感じないでは居られなかった。

癩病の人々に近く働くといふことが、果たしてどれ丈の危険を持つものなのか、私にはよくわからない。しかし冷たくつれ無い心から遠く避け離れて居る人達よりは、暖かく親しくいたはる慰める人々の方が、時にその不幸な人々の不幸な運命をわけねばならぬ惧れを多く持つといふこと丈は争い難く思はれた。

病者を捨て去った妻や夫の冷酷さは、恐らくその病毒の感染から、その人達の一生を救い出したに相違が無い、しかし絶ち難い人間的な愛情から、自らの上に、自らの子に同じ運命の流れを絶ち難くつゞけて行く人々のやさしさは、その人間的なやさしさの故に不幸と悲惨の種子を新たに地におとすのである。

そんなら冷酷に、病者を捨て去り、肉親を切り去る心程安全である、暖い愛情を持つもの程、悲しみと嘆きを深くせねばならぬのか、人間の世界で尊しとされるその愛情が何故にかく惨ましく罰せられねばならないのか。

肉親としての愛情からでもなく、糧を得るためにその危険な仕事に追いやられたのでもない人々がまたそこにはあつた。

捨てられ、うとまれてかへりみられない人々の間にあつて、共に食ひ、共に臥して、その病み衰えひがみいぢくれた肉体と心とを、愛しいたはり慰めた人々があつた。それは高貴な神の如き心とされた。そしてさうした高貴な心と、その心をつゝむ肉体がやがてまたいたましくやぶれて行かなければならなかったことをきいた時、私は更に摂理といふものに深い絶望を感じた。

「甲田の裾」の歌を選むようになってから、丘のその一角に住む人々の生活の姿が、また新しく私の心をしめるようになって来た。

父を懐ひ母を慕う歌があった。兄弟姉妹や、恋人を遠く思う思念が、一生を埋め尽くしたやうな黒い生活感情の上に火のやうに熱く、血のやうに浮かび出して居る歌があった。花を鳥を虫を雲を月を風を歌ふ歌に、喞《しょく》ゝ《しょく》とした涙の音がきゝ分けられた。

（中略）

霰ではないかと思ふ程、乾いたかたい音をたてゝ、冷たい時雨があはたゞしく過ぎて行く日があった。保養院の森の色も寂しく沈んで来た。櫨の紅葉の色、白樺の白い幹と降るような落葉、籔にはいろいろな潅木の実が寂しい色をつゞつて居る。

籠を下げた子供等が三人、何か歌い乍ら丘を歩いてきた。嬉しそうに晴々と話し合っては花やきのこをあつめるらしかった。

二三日続いた冷たい、いやな雨の後に来た霽《は》れた日である。

いきなり五六人の子供達がかけ出して来た。

「ドス、ドス」

さうした叫び声が、その子供達の間から礫《つぶて》のやうにとんだ、歌声はピタとやんだ。子兎が藪陰の巣に逃げ込むやうに、前の子等は、こはれた堤を越して、落葉松の林にかくれた。子兎をかくまった藪のやうに、秋の草はかさかさと寂しい音をたてゝ静まった。

これでい丶のか。

傳染を怖れて、この不幸な人々が院の圍《かこい》から、村へ出て来るのを嫌ふ村の人たちの感情にもとより無理はない。

わらびやきのこをとる山に出遭ふ病みくづれた人達に慄然と立ちすくみ、それがやがて、丘の一角の建物とそこの人々への抗議となるのも、当たり前であらう。しかしそれ丈でい丶のか。

病者に対する感傷的な同情からの危険の黙認や、或は肉親愛の盲目的な接触は、恐らくこの病気の蔓延を引き起こすだらう。と、いつて冷酷に社会から拒否し去って、それで問題は解決されるか。

何故か?

さうした人生の苦しい詰問は拒否された病者の間からのみ発せられたものではない。拒否した人々の胸にもいつかはよみがへるものであらう。

罪なくして苦しめられ捨て去られた人々の運命を通じて、大きな冷たく暗い虚無のみが、その詰問にこだまをかへすとしたら人生は荒寥として灰色な曠野となってひろがるであらう。

人間はしかし愛情に聡明な道を見出すことを知ってゐる。

その病は如何に傳染を防がれねばならぬか、その根本的療法は無いか、投げ捨てられ踏みにじられた人々の心は如何にあたゝめられねばならぬか。

社会は自分の持つ病気に眼ざめて来つゝある。たゞこの時にあたって「軍艦を一艘つくる丈の金があれば、数十年ならずして、癩は根絶し得るだらう」ときいたことの速やかな断行こそ望ましい。

保養院の一連の建物は、もう生きた墓場とは思へない。

「何故こんなに苦しみ、いみ嫌はれ、寂しく死んで行かねばならないのか、かうした悲しみはいつまでつゞくのか」

その号泣に、よし天はたゞ森厳にこだまをかへす丈であったとしても、人は黙していゝのか、その号泣の底から、新しい健康な世紀を誕生させる責務を人間の肩に感じないか。


丘は枯れて来た。県境の山にやがて雪が来るだらう。

愛よ！

火の如く熱く、鐵の如く冷厳なれ。

（一九三三・一〇・二一）


（註）淡谷悠蔵（一八九七〜一九九五）：青森市寺町に生まれる。一三人兄弟の末っ子。父は代々続いてきた「大世・阿波屋」を本家とする「大五呉服店」を営んでいた。大正・昭和初期の農民運動家。元衆議院議員。歌手・淡谷のり子の叔父にあたる。

第五章　松岡学園教育部児童講師として

久一は、入所後二年を経た一九三二年（昭和七）一一月三日、中條園長より教育部児童講師に任命された。「当時の人達には、何かの役に就くことは最高の誇りでもあった。」といわれるように、園からの信任を得たのだ。久一はこの時、初めて本名を用いた。

翌一九三三年二月には、北部保養院松岡学園校舎が完成し、松岡学園教育部が認定され、久一は教育部担任として認命された。この間、療養所内の児童教育について真剣に考え悩んだ。らいという先行きの見通せない病を抱えながら親元を離れた子供達に、如何に学ばせ育てるか。久一は自らの一年間を顧みその所感を述べている。教え子を失った悲しみ、「多田長次郎君は、…発病した故に、生みの父母に棄てられ最後までその居所をしらなかった。」何という淋しい悲しい人生だろう。久一は、児童講師になり、病める児童と楽しみを共有するなかに、輝かしい場にしたのである。その高まりは、児童欄に寄せた文に読み取ることができる。

松岡児童欄

「可憐な学徒」

児童講師　クマガイ

暖かい親の膝下で愛に包まれて、学校へ行って楽しく勉強し、友達と毎日面白く遊び、伸び〲と成長する可憐な子供達、どんな空想を小さい胸にゑがいて居た事か、どんな将来を夢見て居た事か。不幸病故に、親兄弟とも友達とも別れ、なつかしい故郷を後に幾十里幾百里とはなれたどちらを向いても他人ばかりの所に置かれる可憐な子供達。今可憐な脳裡にゑがかれるは何？思ひ浮べさせられるは何？涙にうるむ瞳にうつるは何？夜な〲の夢は何を見るや。小さき思ひは何処迄馳するや。小さき悲しみを知るは誰ぞ、あゝかゝる病なるが故にこそ。さはれシンを詰まれた草木でも生命のある限りは伸びずに止まぬ。よし肉体は敗れても精神的には誰にも負けまじと、寒さと病菌と戦いつゝ孜々として勉強する子供達。

私は綴方の時「私の家」といふ題を与えた。そして書いて出された作品を見て私は泣いた。何と悲しい道を通つて来、そして今忘れ得ぬ故郷にどんな思いを抱いて居る事か。

無論上手ではない。けれどもその一句々々に見えざる血がにじみ涙があふれて居るのを見る。子を持つ世の皆様に訴へたい。

暖かい家庭を遠くはなれ、見知らぬ他人ばかりの中で、寒さと苦しい病菌と戦ひつゝ、ともすれば涙の心に鞭打ちつゝ孜々と勉強する可憐な学徒の心情を知って頂き度く願ってペンを擱く。

一九三二年・十二月・十九日夜

（一九三三年一月　掲載）

子供達にスキーが欲しい、スキー遊びの実現を

豪雪の青森、ここで何とか子供達にスキー遊びを実現させたい。昭和八年一月、子供達にスキーが欲しいという一文を久一は、『甲田の裾』に投稿した。それに応えて多くの方々よりスキー、金品が集まった。そこでは、院長先生、職員、子供達が、医療者、病者の区別なく皆が無心にスキーを大喜びで楽しんでいる姿がいきいきと描かれ、当時の写真も残されている。

中條院長も随想「雫のスキー」と題し、「県庁高官その他の有志のみならず広く社会の同情を動かす迄熱い雫を迸せられたのであった。今や我が青少年達が希望通りスキー君の見舞いを受けられる様になったので、皆の眼から唯涙滴がスキーそのもの、様に両頬に沿うて滑降するのを見受けた。（後略）」とその喜びと感慨を記している（『甲田の裾』一九三三年三月号）。

「雪が降っても子供は元気だ」　　クマガイ

『あ、今日は随分雪がふって寒いなあ』と大人は直ぐそばの窓から外を眺めて『ヰロリ』を囲んでお茶でも呑んで雑談に花を咲かせて居るが子供は実に元気なものだ。廊下には沢山人が立っていて外を見てゐるので何だらうと近づいてみると外では子供が多勢で雪合戦の最中だ。みんな『ゴム靴』をはいて『わあい〳〵』と悦んで頭から雪だらけになってやってゐる。『負けるなまけるな』と味方を励まし乍ら。手がまっかになると口でハア〳〵と息をふつかけてあつためては又雪合戦を続けるのである。『冷たくしては駄目だよ』『早く止めなさい、神経痛がやって来ると困るから』と言っても子供等には一向聞こえないらしい『そらとつかんだやれ〳〵』と全身雪だるまになってとつかんする。

『わあツ』大声を上げて一緒に家の中に引き上げる大人の世界と子供の世界は違ふ。大人もこんな時代があったのだが、そんな時の事は忘れて了つてゐる。子供は子供の世界に遊んでゐる。いくらこんな病気になったとは言へ矢張り子供は子供だ。雪国は半年の間雪に埋もれて了ふが、雪国は雪国で又雪の遊びがある。

子供等は外を眺めてはあゝスキーがあればいゝなあと嘆息を漏らしてゐる。雪を征服して遊ぶのはソリとスキーだ。

あゝスキーがあればいゝなあ……

私はお金があったら上等のをみんなに一つ宛買って上げたい。だが時々出す手紙の切手にも時には困る事がある自分だ、どうにもならぬ。

どなたかスキーを寄贈して下さる方はあるまいか。皆様の子供さんと同じ様にスキーがほしい子供がこゝにも多勢居る。一丁でも二丁でもよい、代わるがわるすべるから、古いので結構、少し位いたんでも居ても、新しくて上等のなら結構すぎる位結構。

御同情のある方々に訴へたい、お願ひしたい。

小さなスキーを持たぬスキーヤーが待って居る。スキーがあったらと、あゝスキーがほしいなあと……

（一九三三年一月　掲載）

「教育部が出来て」

熊谷久一

学校が出来る迄仕へてゆきたい。それ迄の間去って再び帰らぬ純情の日を活かす為に無力な私であるけれ共自分の様な人間が少しでも彼らに役立つなればと、御命を受けて始めたのは昨年十一月三日の明治節。それ以来三ヶ月間寒さと不備を忍び自分の足りなさをかこちつゝ歩みを進めてきた。

此の度二月一日よりいよ〳〵正式に教育部が認定された上に思ひがけずも校舎も新築される事になり、差当り、必要な校具も購入され急速度に具体化された。これで私の最初の願いは達せられ、私は私の一切を誰よりも良く知って居り他に適任の方が多くあるのでどうぞその方々にと幾度辞しても許されず。教育係を仰せつけられ止むを得ずお受けして了つた。

私の言語動作一挙一動、要するに私の生活の一切が彼らに見えざる能をもって影響し、生きたリーダーである事を思ふて、私は今更乍ら恐れ戦きを感ずる。

私に学問でもあるなら、智でもあるなら、又せめて経験でもあるならまだしも、私にはどれにもそっくり欠けて居る。あるものはきよめられた信仰と内から燃え上がる愛あるのみ。彼らがどこ迄伸ばされるか？私は知るを得ぬ。知るはたゞ私の一切を投ずるのみ。

稲田書記長様はおっしゃった『……どうか将来保養院の中堅となるべき人物を作ってくれる様に…』と然り内には何度までも清く正しく外には院の為、ひいては国の為に、働くべき彼らの将来であるべく最善をつくしたい。国にあつては皇室中心、院としては院長様中心、患者としては総務中心、室にありては室長中心を主義とし御期待にそむかぬ様ベストをつくしたい。

木が一尺伸びるにはそれ丈根は土深く食ひ入つていかねばならぬ。先ず第一歩を踏み出した教育戦線、ドッシリ〳〵と一歩々々を踏み固めてゆきたい。

第一線に立っても応援なくば敗戦は見えすく。院当局の方々並に患者の皆様にこの仕事の為に切な

る御後援を願ひつゝ。（一九三三年・二月・六日）

（一九三三年三月　掲載）

「雪国の王者」

熊谷久一

雪に閉ざされた北国の冬にも花は咲く。然り愛の花は不断に咲き薫る。不遇に泣く我らの上に恵みの雨は降り注がれて、萎ぼまれた心はうるほひ、暗涙にむせび泣いた瞳に感涙が湧き出づる。

此の度思ひがけずも前号所載の如く県知事様始め多くの方々より多額の金品及びスキーの御寄贈にあづかつて、子供ばかりでなく大人迄も沢山のスキーを頂いて感謝に溢れてゐます。

時は国を挙げての非常時、更に世界の悩みの時の今、国家的にも又経済的にも私達程不生産的な者は居ない。何の役にも立たぬ私達、こうした自分達をかく迄顧みて下さます皆様に、心から感謝申し上げます。

×　　×　　×

『みんな明日の朝御飯がすんだら一緒にスキー乗りにゆくから来るんですよ』と言っておくと朝御飯が済むか済まぬに走って来る。子供の世界は何時も快活だ。サア向こうの山で辷らう……先に行く子供はスキーに経験のある子供、後からついてくるのはまだ始めてらしい…オイ誰か手を引っ張ってくれ後へすべって上がれないもの…可愛い悲鳴を上げるのもゐる…オイ○○君お前はころびに来たのかすべりに来たのかなんて得意然とすべってゐるものもあれば…だってこのスキーすべり過ぎるのだもの、なんて弱音を吹いてゐるのもある。

習ふより馴れろで十日もたつとこの少年スキーヤー諸君一人前だ。『あ、今日も雪ふりか嫌だなあ』

と暗い顔をした彼等スキーが来てから、雪を降れ降れいくらでもふれ、スキーがあれば雪なんかに負けやせんぞ、と小さい肩を怒らして雪の中におどつてゐる。

×　　×　　×

今晩四時から事務の門衛さんがスキーの講習に来て下さるからみんな行く様に…と患者総務さんからのお話…サア行こうと、行くわ行くわ大ども子供二十人からのスキーヤー。と向ふから『みんなこでですべるのか』とおつしゃる声、見ると何ぞはからん院長先生である。先立たれる院長先生の後に従って山の上へ行くとスキーの先生門前様は先に行ってすべつてなさる。此のスキーの先生の巧い事、みんな我を忘れて見とれる。そこへ稲田書記長様もいらつしゃる。

親切に教へて下さるのでみんな喜んで練習した。おかげで少し上手になった。

みんな一列にならべ写真を撮るから…と院長さんの声、院をバックにしてパチリと撮る。カメラマンは治療場の村林さん。

今度は一列にならんで一緒にすべるのだ…と院長さんを中心に一列にならんですべる、下まで行く者、中途でころぶ者、色々だ。

みんな思ひ〳〵にすべる。みんなころぶ、先生もころんだ。稲田書記長さんもころんだ。何だか病気なんか何処かへとんで行って了つた様な気がする。

病気も病者と云ふ考へもない、たゞ大きい〳〵自然の中に我も人もなく溶けこんでゆく。

もうおそいからずつと一まはりして帰らうと院長先生を先頭に一列縦隊になって行進する。部屋の前まで来ると『ヤア御苦労、又すべらう』と院長様始め皆様はお帰りになる。

私達はだん〳〵遠ざかってゆく院長先生の後姿を見送ってゐる中に熱い涙が溢れでた。こんな私達と一緒に手を取る様に遊んで下さる方が院長さんなのだ、私達のお父さんなのだ……と大きい〳〵院長先生の御人格に私達は無心の子供の様にいだかれて泣いた。

×　×　×

銀盤に一線をゑがいて直進するスキーの快味、男性的な運動、スキーヤーならでは味ひ得ぬ境地である。野球が一致団結心の発揮なら、スキーは個性美の発揮である。雪国の王者である、寵児である。スキーは雪国の王者、北国療養所の誇り、特権である。

（一九三三年四月　掲載）

「**春の断想**」　青　葉

春待つ心
半年の雪も消え、漸く北国にも春は来ぬ
残雪まばらに冬の名残りを惜しめども、黒土には若草の芽土に香ひ
我が時来たれとばかりめざしぬ。
そよ風もやはらかに、張り切った日本男の子の頬を撫で、天津乙女の袖を拂ふ。
天高く囀るひばり、小川のせせらぎ、やぶのうぐいす、あゝすべてが春だ。
桜花いまだ咲かずといへども、競はん時を待ちて小さき蕾の中に、ほんのり色して時待ち顔なり。

×　×　×

君よ知るや、北国の春を
春の楽しさ嬉しさ、北国人の春の味ひを、常夏の国びと、南国人は味ひ得まじ、半年の雪に閉ざされてこの春は来たのだ。

かすみにつつまれた連山、陽炎もゆる大地、花に舞う胡蝶、あゝ我らの心は踊る。

朧にかすむ月夜のそぞろ歩き、人知れぬ想ひ何処の空に馳するや人に罪なし月人をして思はしむ。

（一九三三年五月　掲載）

親友・武田匡の急死

教育部顧問を務めていた二〇歳の若者、武田匡の突然の死は「漸く教育部の土台が出来、目鼻が付き始めた時…」匡は急逝した。久一が最も信頼を置き、片腕とし頼りにしていた匡の死であった。匡（牧泉）は実母の愛を知らずに育った。病は軽症で、「…君は明晰な頭脳と透徹した思想の持主で、哲学肌の人であった。…教育制度の確立に尽力し」とその人柄は、療友により死を惜しむ声が、『甲田の裾』に多数掲載された。入所者の多くは、個々の経歴は秘められる事が多い中で、療友は追悼文で紹介している。『甲田の裾』誌発展向上に力を注ぎ、白樺短歌会を組織し尽力された。最後の短歌会の例会（五月二十一日）に雑詠歌に「大理石の解剖台に据えられて　肺切らるべき我の運命や」を発表している。

自死の原因を滝田さんは、「心を寄せていた女性が、当時自治会の実権を握っていた男に孕まされたことを知り、発作的に自死に至った」ともいわれる。

当時は、才知にたける若者もこの病に勝てず、自死に至る者、結核等で命を落とす者も多く、さらには後遺症に苦しめられる日々であった。

(詩)「武田君に餞る」　　青　葉

あゝ君逝きぬ　　一人淋しく君逝きぬ
春秋に富む君二十　　戦い半ばに仆れたり

あゝ君逝きぬ　　病の身体ぬぎすてゝ
一度去って帰り来ぬ　　君の魂今いづこ

あゝ君逝きぬ　　胸に理想の高鳴るを
静にはきし唇も　　色なく固く結ばれぬ

あゝ君逝きぬ　　若き男の子の誇りなる
リンゴに紛ふ紅顔も　　今は空しく色褪せぬ

あゝ君よ君　　その双頬に血潮して
君が抱けるユートピア　　今一度語らずや

あゝ君よ君　　語りし言葉有り有りと
我が耳になほ残れども　　有りにし君は今はなし
あゝ君よ君　　君在さねど我が胸に
君が姿の俤は　　我がある限り生くるなり
あゝ君よ君　　帰らぬ君よいざさらば
帰らぬ君よいざさらば
永遠に安けく眠れかし　　一九三三年・六月・二三日夜

（一九三三年七月　掲載）

「武田匡の作品」

（短歌）

馬鹿と言う字を紙一ぱい書いて寂しくなりて床に入りたる
うつろなる日の重なりてその果は重きに泣きてあがき死ぬるか
つくづくと思へば今日はひたふるに死をよきものと思ひけるかな
あはれありし日の君の姿よ空にえがきてぞ見る
たらちねの母の便りのなつかしく起きつまろびつこまやかに読む

（一九三一年九月　掲載）

「独　白」

○　山地蔵

　春になると、なだらかな青草山となるこの一帯も、
実は、荒りょうたる厳冬をしのいで来た惨苦の
思ひ出が匂ふのである。
坦々たる丘陵は、
ものうげな春光に、微かないきづきをしてゐる。

△

かって、こゝに住まひしたタクマシイ吾等が祖先は、
今こそ平安の睡眠をむさぼってゐる。
尾根づたいに行き行く時、
その太いいびきを感ずることが出来る。

△

こゝに、四方の山を見下ろして地蔵堂がある。
幾百年と云はず、幾十年をこゝに端座する地蔵尊にも
早や幽かな伝説めいた匂ひさえある。
天の高処に陽は耀いてゐるが、堂の中はしめっぽい。

行きづりに誰か手向けた花が、
地蔵の足もとに触れてしほれてゐる。
地蔵の頭にはま新しいづきんがのつてゐる。
まへだれが胸にかけられてある。

△

このしめつぽい匂ひ。花のにほい
この頭巾の匂ひ。まえだれのにほひ。

堂の前にはそつちにもこつちにも、
こゝいらでは一寸見つからないような
丸い小石が積まれてある。

△

私も無意味に、
その一つの盛りから崩れた石を、また積み上げて居た
私は独りでなつかしんでいた。
また思い出して居た。

△人も馬も道ゆきつかれ死にゝけり旅ねかさなるほどのかそけさ

この歌は
釋迢空氏の供養塔の歌である。

その詞書に
『数多い馬塚の中に、ま新しい馬頭観音の石塔婆の立ってゐるのはあはれである。又殆、峠毎に、旅死にの墓がある。中には業病の姿を家からかくして死ぬるまでの旅に出た人のなどもある』と。

私の生みの親は私が生れ落ちると同時に、産疲れも手伝つたか、体内にひそんでいた業病の魔手が伸びてゐたのであった。

私の母は、そして私の家を追はれたのであつた。

私はその母の面影だに知る由もない。

このあはれな子の母も、やがて『道ゆきつかれて』遠国にのたれ死んだであらうことを思ふと、涙さへも出ないのだ。

△

私は先に、不安な祖先のいびきを感ずと云った。

しかし今は、吾等が祖先の嗚泣をおぼえる。

△

△ひそかなる心をもりてをはりけむ命のきはに言ふこともなく
と詠ふのは釋氏である。

しかし恐らく業病の身の置きどころなく、悶々の諸国修行を余儀なくされた吾々の祖先の心は、…

…

「ひそかなる心」をもって、「言ふこともなく」安らかに死につき得ただろうか。

△

そこから、私達の感謝が湧いては来はしまいか。
そこから、私達の姿をみようではないか。

△

釋氏の供養塔の歌はまだ三つある。

△道に死ねる馬は佛となりけり行きとゞまらむ旅ならなくに
△邑《むら》山の松の木《こ》むらに日はあたりひそけきかもよ旅びとの墓
△ゆきつきて道にたふる丶生き物のかそけき墓は草つ丶みたり

△

山の上の地蔵の前にぬかづけば
心はるけくなり行くに似つ　　牧　泉　　（一九三三年七月　掲載）

武田匡の作品、独白「山地蔵」には、療養所の設置されていない時代、家族からも厭われ放浪の旅に出るしか道のなかった病者の姿が詠まれている。『又殆、峠毎に、旅死にの墓がある。中には業病の姿を家からかくして死ぬるまでの旅に出た人のなどもある』と。

「顧みる一ケ年」

教育部　熊谷久一

昭和七年十一月三日

当松岡学園が開校の第一歩を印した記念の日であります。爾来一ケ年、今この一年を静に顧みる時感無量を覚え新しい感激に心は躍ります。

色々な事もあったが兎にも角にも今に至った。そして決して一つも無駄でなく、小さい乍らもそれ〴〵伸びてゐるのを思ふて、嬉しい涙がにじみ出る。顧みれば二月には正式に教育部が認定されて、私が担任となり武田君が顧問となって、種々面倒見て下さった。その後努力に努力を重ねて、漸く土台が出来目鼻がつき始めた六月三日に二年生の多田長次郎君を失ひ、教え子を死なせた教師の悲しみを知った。殊に彼は発病した故に、生みの父母に棄てられ最後までその居所を知らなかった。こんな悲しい淋しい一生であった。そしてこの涙の未だかわかぬ二三日には唯一無二の顧問である武田匡君と別れねばならなかった。どんなに口惜し涙に咽んだ事か、なぜ死んでくれたとうらみたかった困る事、面倒な事はみんなやってくれて、私は安んじていそしんでゐたのに……こうしてペンを取って居ると知らず涙が溢れてくる。今も尚眼の前にいる様な気が否々すべての人の眼に又心の中にも死んでも、私のハートの中には死なぬ、今も尚ほ生きてゐる。

こうした悲しみの後で一人でコツ〳〵と第一学期を終えた。然し児童数もふえ一人では到底不可能になったので、第二学期から新しく戸井田先生を迎へた。かくてお互いの長短相補いつゝ、一歩一歩、歩みを続けて居ます。

残る問題は校舎のない事、児童舎の未だ設けられぬ事であります。何としても校舎は一日も早く建て丶頂きたい、校舎のないのは軍人に武器を持たせないで戦争にゆけと言ふ様なもの、何かにつけて不便で仕方がない、敷地も既に出来て居り、何としても早く建て丶頂きたい願ひで一杯です。

児童舎の問題も教育上又能率増進上、どうしても必要と思はれ、これ又新設の一日も早かれかしと願つてゐます。

最後は教育内容の充実であります、児童は教師の鏡である否教師そのものである。糸は針に従って織目一つ違はぬ。

教師よ、先づ汝自身を教育せよ、とは至言である。

再び静に顧みる一ケ年

この一年影になり日向になつてご指導下さった、また御助力下さった院長先生始め事務の方々、又総務、各室長始め皆様に深く御礼申上げ、更に今後尚一段の御鞭撻と御導きをお願ひ申し上げます。こ丶昭和八年も残り僅かの今日、過ぎにし一ケ年を顧み、来るべき九年こそ一大躍進をさせて頂く事を誓って擱筆。（十一月十日記）

（一九三三年一二月　掲載）

武田匡への追悼文

「畏友牧泉兄を悼む」

五十嵐　可羊（入所者）

有為転変は世の習ひとか。牧泉が逝かうとは。人は知らず。恐らく自分も知らなかったらう。斃れてから九時間、たった九時間で幽明境を異にしようとは……昭和八年六月二十二日、午前中は事務室の大掃除をしそして昼に僕と飯を食った。それが食を共にした最後だった。

兄は岩手師範学校講習科を卒業せられたのが昭和五年の春。尋常科正教員として十七才の若き身に教鞭を取り、子弟教養する事半歳、不幸病魔に冒され、本院に収容せられたのはうすら寒い木の葉も散りそめる十月三日であった。爾来満二年八ヶ月、牧泉と鬼外と僕とは兄弟よりも親しい人も羨む大の仲良しであった事は人の良く知るところであった。今其の一人、然も最年少の牧泉に別れた感無量だ。（中略）

君は明晰な頭脳と透徹した思想の持主で、哲学肌の人であった。何事も徹底的に考え抜く性格であった。兄のすぐれた人材が認められて総務部書記に挙げられたのが六年の三月十四日。職にあること二年三ヶ月、其の間良く総務を助けて自治体を指導し常に能率の向上と事務の改善を計り、児童の教育に意を注ぎ、教育制度の確立に尽力し、其の設立を見るや顧問となって天賦の才能をあらはし、文芸を普及して思想の善導と品性の向上を計り、『甲田の裾』を愛し、詩に歌に、論説に陰に、陽に、吾人の楽園を広く宣伝し楽園を知らざる病友に楽園を知らしめた。其の功労は長く甲田の裾に残るだろう。（後略）

武田匡の父が家族の立場で北部保養院、療友に対して感謝の一文を寄せ、『甲田の裾』に掲載された。「死亡せる一患者の父より」と、家族から療養所に対する感謝の手紙により、献身的医療者、又園内での療友との交流の姿を垣間見ることができる。だが「同じ列車には名誉ある派遣軍の勇士の遺骨多くの花輪と各駅多数の出迎へに対しこれはまた余りにも悲しき甲斐なさに候へ共…」と、当時の親としての嘆きの感を表している。

「死亡せる一患者の父より」

謹　啓

匡存命中は特別なる御引立と御親切なる御教示にあづかり御蔭様にて少しは徹底せる人生観を持つ様に相成り毎日愉快なる生活を致し候段誠に難有厚く御礼申上候　臨終に際しても御手篤き御看護いたゞき尚ほ盛なる葬儀に難有き御弔辞までいたゞき尚ほ本人身に余る光栄と存申候　同じ列車には名誉ある派遣軍の勇士の遺骨多くの花輪と各駅多数の出迎へに対しこれはまた余りにも悲しき甲斐なさに候へ共想へばあの様な不幸なる病人達があれ程行き届きたる御手当をいたゞくことの有難さ　聖恩の〇大なるにたゞ〳〵感激の外無之候　加へて院長様並に職員皆様の親身に及ばざる御親切にはたゞ〳〵感涙にむせぶのみに御座候　筆紙に尽くしがたきこの気持ちを御察下され度有難く厚く厚く御礼申上候　尚ほ末筆恐れ入り候へ共院長様並に先生の御健康と御幸福とを祈り上げ候　六月二十七日

「癩療養所内の教育」

熊　谷　久　一

癩は伝染だと言う。だが伝統は依然癩は遺伝だと言ふ。伝染、遺伝の両説其の何れが正しいのか私は知らないが両説相半ば、これが現療養所内の患者の実情ではあるまいか？結局迷うものは伝染か遺伝かの問題であり癩は治らぬものだとの考えが極めて濃厚である。悲しむべき此の事実、これが全国癩療養所の患者の大部分の癩に対する考へではあるまいか。

こうした空気の中に生きて行かねばならない可憐な児童達よ、どんなにしても癒そう、きっとなほって帰るからと…これが懐かしい親兄弟友達への別れの言葉、小さい乍らもいぢらしくも決心して来た彼等である。

一ケ月、二ケ月、そして一年二年と経つ中に幼い彼らの頭の中にもやがて癩は治らぬものと忌わしき考へが植え付けられる。一体僕らは勉強して何になるのだらう。学問がないと困ると大人の人は言ふが、僕達には分らない。手紙を書けないと困るからと言ふけど手紙なら今でも書ける。お父さんお母さんはどうしたらう。みんな何して居るだらう。自分は一体どうなるのだらう。だん〳〵病気がわるくなってそしておしまひに死ぬんだらうか…なんとかしてなほらないものだらうか…。早くなほつて帰りたいなあ、こゝもよいけれどやっぱりうちの方が…でもなほらんらしいなあ……

こうして子供達の純真さは次第に失はれて魂は荒さんで行く。教師の真剣な努力も学校から一歩外に踏みだしたら再び混沌した思想の中に帰つて行く。教へる忘れる…毎日同じ様な事を繰り返して能率は一向上らない。素質は低下して行く。教師よ何してゐるか…叱責の声を周囲に聞く。

だが教師は鞭打つべく余りに児童は可憐すぎる。児童は学ぶべく余りに望みがなさすぎる。

療養所の教師達よ、御身の教育の目標を何処に置くや?児童達は癩であある。病気を忘れて…体の事はお医者にまかせて…徳と知に…而してなしし得る限りの体育を…然しこれで一体よいのか?…

何故にもっと病気に対してハッキリとした確信が持てないのか?此の点について児童達にどう教へるか?そしてどう指導して行くべきか?教師の悩みは大きい。

（一九三四年一月　掲載）

「新しい一歩を」

熊　谷　久　一

新学期を迎えて新しい第一歩を踏み出す。

現在就学児童二十八名、学程高二迄、校舎ならぬ教会堂で一日三時間宛の勉学、すべてに不足勝乍らも基礎は出来て建設時代に入った。

×　×

されど困難はこれからである、境遇は一歩も垣根を越えられぬ療養所、学習児童は病者、教師もまた病者である、筆執る手も鞭持つ手も共にふるえる、教ふる教師の眼に、聞く生徒の眼にも涙は光る。あゝこれが共に健康であるならばと人知れず涙する…でも困難は人間を磨いて呉れる砥石である、これによってのみ私達は練磨される。「艱難汝を玉にす」古人の言むべなるかな。

×　×

人格の完成、これをはなれて人生の目的も教育も無用である、知育・体育・徳育、これは三大要素である。他は知らず、我が松岡学園の金科玉條である。軌道を外れて決して進歩はない成長はない。

×　×

今より三十年前迄の癩病者は故郷を追はれて路傍に死んだ。誰にも顧みられずに。幸なる哉その後の癩病者は療養所にその身を横たへて安んじた。憂世を他に長く眠った、されど今は眼を覚まして療養所を基礎としてその上に立ち上がるべき時となつた、社会に、国家に、私達はもう一度人生観、社会観、国家観を新たにせねばならぬ、我が学園前途遼遠、使命又大なる哉

×　×

万物春に甦る、北国にも春は来た、若芽は伸びる、生ある者如何で伸びざるべけんや。勝敗は熱の如何にある、教師の態度如何にある。今年度こそ、我等の心躍る。

四、十三

（一九三四年五月　掲載）

別れた恋人を想う

久一は、「胸に秘めて」と題し、別れた恋人を想い続け詠っている。「月日流れて　はやみとせ」と、秘めてきた想いを、みとせ過ぎても吐露せずには居られなかった。その恋情は一句ごとにうかがえる。久一にとって初恋とも言うべきこの思いは、生涯彼の胸に生きつづけていたのであろう。

（詩）**「胸に秘めて」**　ひさし

ただ胸にのみ　秘めてきた
語るべくして　秘めてきた
秘めおくべくは　かなしすぎ
もだえもだえて　秘めてきた
誰も知らない　この秘みつ

血をはく思ひで　去ってきて
月日流れて　はやみとせ
どうしてなさる　ことぢややら
時がこの火を　消すのなら

胸のこの火が　　消えるなら
消えぬこの火を　　誰がつけた
燃えきるもので　　あるなれば
消えさるもので　　あるなれば
もえるもせねば　　消えもせぬ
やるせない火を　　たがつけた

軽快退所、大風子油丸薬の行商

一九三四年（昭和九）四月、久一は四年間の入院治療で、軽快退所が決まった。その際、「さらば」と題し、児童欄に北部保養院を「第二のふるさと」と、別れの詩を子供達に残している。子供達も先生の突然の別れを驚き悲しんでいる。しかし、保養院を退院したが故郷には帰っていない。青森県内で大風子油丸薬の行商、傘の修理もしていたという。久一は職場経験があり、商売の心得もあった。

医療保険制度が普及するまで、庶民の多くは病院や医師による診療とは無縁の生活を送っていた。人々の健康を支えていたのは、伝統薬であり、日本では古くから各地で薬の行商が行われていた。特に人に知られたくない病気の場合、行商からの薬の購入は病者にとって救いになった。

だが久一は、翌年三月「可憐の戦士？」青葉とし、『甲田の裾』に投稿し再入所している。病の再燃もあったのだろう。当時北部保養院では、軽症の入所者は容易に出入りし、夏季には外で日銭を稼ぎ、寒くなると再入所していた人も結構いたという。比較的出入りできたのは自治会に顔の効く人だったという。

「さらば」　　ヒサイチ

なつかしい
第二のふるさと
おもひば四とせの
死なふとまでも
わたしをしっかり
生かしてくれた

左様なら
そのむかし
おもってた
だきしめて
ふるさとよ

なつかしい
第二のふるさと
永い月日の
よわい小さい
つよくこれまで
くれたわたしの

左様なら
このあひだ
わたくしを
はぐくんで
ふるさとよ

なつかしい
第二のふるさと　　左様なら
なにから何まで　　有がとう
わたしはおうちへ　かへります
可愛いわたしの　　子供らを
すくすくのばして下さいな

お丶さらば
第二のふるさと　いざさらば
さらば皆さま　　左様なら
わたしの子供よ　左様なら
又逢ふ日まで　　左様なら
第二のふるさと　左様なら

（一九三四年五月　児童欄・掲載）

「松岡学園便り」週番日誌より

四月二十日　金曜　晴

突然熊谷先生は、御病気が御全快なさってお家へお帰りになられると聴いた時、私達は本当に驚きました。私達はおめでたうとは、どうしても言へませんでした。

それだけ、厚い御恩を受けた先生だけに、今、お別れする事は、淋しいことであり、又悲しい事でもあります、熊谷先生も此の学園とお別れになる事はつらい事でせう。今日は学科を休みにして、先生の送別会です。先生の私達へのお別れと、記念のお言葉「ボーイズ　ビーアンビシャス」…「子供達よ希望に生きよ」をお贈り下さいました。

熊谷先生は私達一人ひとりに固い握手をなさって励まして下さいました。女生徒はシクシク泣いて居ました。私も泣きさうなのをぐっと我慢して先生の手を、握りかへしました。

熊谷先生、私達は、お教へを守ってきっとりっぱな人になって見せます。先生、御健康で社会で大いにお働き下さい。（嘉吉）

四月二十二日　日曜　晴

朝から、カラリと晴れたいい天気……熊谷先生はどうしてゐらっしゃるかしら……　私は一人だ……とうとう一人ぼっちになった私はしみじみと、一人ぼっちの物寂しさを知った。これから、一人で、二十八名の小さな魂子羊の牧者だ。……弱々しい私の心に何かしらさゝやく。熊谷先生貴方は力弱い私を知りながら、一切を委ねて行かれた、貴方の理想、地平線にはまだ〳〵遠いしかし「努力は実を結ぶ」です。必ず努力の報いらるゝを信じて進みます、児童達は今の私の生命です、きっと何時か、貴方の御期待にお添えする事が出来るでせう。児童達は元気です、ご安心下さい。（むさし）

（一九三四年六月　掲載）

「可憐の戦士？」

青　葉

不治の病てふ　荷を負ひて
涙と血をば　したゝらせ
人の世の道　いばら道
ふみわけつゝも　戦ひし
可憐の戦士　噫《ああ》逝《ゆ》けり

あゝすこやかに　ありもせば
あゝたかき父のひざ　母のむね
そのはらからと　連れ立ちて
蝶にたはむれ　鳥と唄ひ
あそびまなびつ　あるものを

こん〳〵とせる　夢の中に
静にねむる　まぶたにも
我を忘れて　口ばしる
そのうは言に　湧き来るは
ふるさとふるさと　ふるさとのゆめ

おん身のこゝに　来てよりて
同じ病ひに　ある人の
ため生きんとて　学びしに
雄図むなしく　なかばにて
可憐の学徒　倒れたり

淋しく散りし　花一輪
さはれいだける　ユートピア
その一つだに　無にはせじ
残れる友は　しかばねを
越えて雄々しく　戦はん

この学園の　始めより
一輪二輪　三輪と
可憐の花は　散りゆきぬ
戦いなかば　倒れたり
可憐の戦士　噫逝けり

（一九三五年三月　掲載）

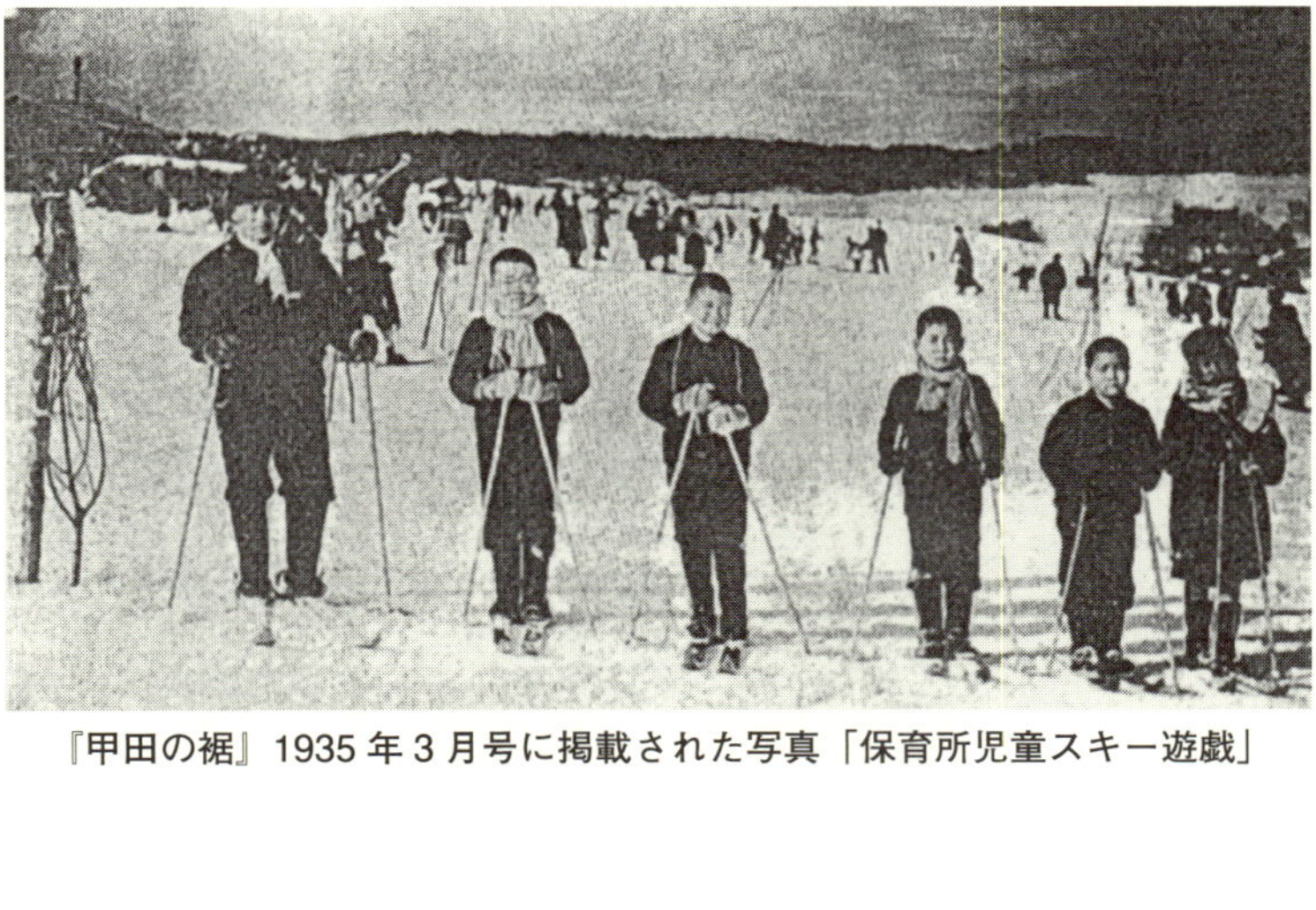

『甲田の裾』1935 年 3 月号に掲載された写真「保育所児童スキー遊戯」

「此の日の思ひ出」

入院者　熊　谷　久

六月二十三日
武田匡君逝いて満二年
昨年は新城で此の日を、今年はこの地でこの日を。
燃ゆる熱情で若いその身を焼きつくし、二十年の短い生涯を終へて此の世を去った此の日、一昨年の此の日の朝、夜もすがらその枕頭に在つた私であった。
思い出は悲しくよみがへつて来るその日の事、何時も思ひ出す毎に私の胸はいたく渦まいて来る。
君よ何故死んだ……と言ひたい。
そのなやみを、理想を、抱負を、苦しみを、人知れずその胸に抱きしめて死んで行った君だった。
○○さん。
短いこの言葉に秘められた無限の或るものをこめて私に与へて逝つた君だった。

文芸に生きた君
教育に生きた君
それは君の一部分であるのだ。

もっと深い深い人生の哲理に生きた君であった…と言ふべきであらう。

文芸家としての君を多くの人は知った。

教育家としての君を私は一番知った、そして敬服した。でもそれは君の一部分であった。

癒し得ぬ病気は君をしてこの思索の世界へ追ひ込んでくれたのだ、そしてその思索の泉が、詩になり、歌になり、文になって溢れ出したのだ。

それが君の文芸だったのだ。

偽らない真理の学徒であった君を私は知った、私は好いた、幾度か夜半迄も語った事もあつた。

君は自分の理想の一部分の教育を私に託した、それは私にふさはしくない仕事であった、でも君は私に押しつけてかげで援けてくれた、もともとこれは君の仕事であったのだ。

そして君は逝つた、君の仕事たる教育を私に託して逝つた、その結果も見ずに逝つた。

唯一のパトロンを失って私の心は傷ついた、いっそ止めようかと、君なくしてどうして……と、
○○さん
こうした中で私を起たしめた短い言葉、無声の声
君よ、君の分も……と
君の柩を無限の痛みと涙をもって送ったその日、生徒の前で誓った私だった。
その後十ヶ月余り
私は君より託されし事を了へて院を後にした。
今は校舎も出来、設備を整へられ、内容も充実され、一路建設への途上にある教育部。
きっと悦んでゐてくれる君である事を私は知る。
今私は此の地で此の日君を思ふ、壓せられる様に胸の中は疼痛を感ずる。
君の理想は私の理想である、私の理想は君の理想であった。
今更何も言はなくともよい。

こんな事を語り合った事もなかった。でも心と心は相通じた。ふれ合ふ或るものを感じた。それは魂と魂だ。
君は哲理を求めて生き、
私は信仰の道に生きた。
しかし共に真理への一学徒であった。
哲理の道、
信仰の道、
哲理の道は君をしてその身を焼きつくさせた、深遠でありすぎ不可解であった、そして行き着く迄は引きかへす能はざる道であった。そこに君としての生命があった。
信仰の道は私をして今尚生かしてゐてくれる、単純な道であり真理の道であった、幾年かなやんだその末漸く得られた只一筋の道であった。
君は逝った、私を残して、
時は流れる、人も又流れ去る。
　みんな君を忘れる日が来よう、やがて君と言ふ人間がゐた事も知らない日が来よう、それでよいのだろう。君は君として、忘れざらしめる為に生きたのではないから。
　私は君をして忘れようとしても忘れ得ない、何時までも君のハートの中に生きてゐてくれる、痛い渦まきをもって生きてゐてくれる君である。
　私は今その次への足を踏み出している、どこからどこ迄ゆけるか一切分わからない、黙々として歩を進めるゆきなやむ時、君の明敏だった頭脳がほしいと思ふ、君が生きていてくれたら…と思ふ、でも無理だ。

それでよい、私の中に生きてくれゝばそれでよい。

私は努力する、君の分をも。

今も君は私をして走らせまいとするペンをして、つい走らせてしまった。

（十年六月二十三日記）

（一九三五年八月　掲載）

北部保養院二度目の出火

一九三六年（昭和一一）一〇月二二日、午前〇時五〇分、北部保養院出火、総建坪の八三％を焼失した。一九二八年（昭和三）七月に次ぐ出火であった。この二度目の大火を重視した県警は、保養院に捜査本部を設け、聞き込み捜査に着手した。地元紙も「独裁者二田によって追放された者の怨恨と復讐による放火である。」と報じたが、最終的にはわからず、出火の原因は演芸会の稽古に使用した火鉢の残り火とされた。

当時の北部保養院内部の状況について、久一は次のように鋭く例証している。

「患者同士の感情的対立と金銭に対する熱心は熾烈なものがある。院内には売店もあって、患者達は労働によって得た賃金によって好きのものを買って食べられる制度になっており、また、卵や牛乳も国から官給品として配給されるが、裕福な家庭の患者は別として貧困な家庭の患者は、官給品までも総務や売店に、捨て値同様に売り渡して金に変えようとする。なぜこのように患者達が金銭を欲するかというと、院内の万事が金で解決するからである。総務は貧困患者から只同様に買い上げた官給品を、裕福な患者に相当な値段で売りつけるほか、患者達の労働に対する僅かな賃金の頭をはねる等、あらゆる不当搾取をしているのみならず、院内の独裁者として金さえ呉れれば患者の要求を充たしてやるのである。総務はこれらの利得によって、院内で犬を飼ったり、女性の患者を幾人も妾同様にする等、豪奢な生活を続け、毎月多額の金を実家に送金して弟を大学に通わせている程である。」また「貧困患者達は総務の飼い犬が毎日牛肉を食べて丸々肥っているのを見て『総務の犬になりたい』と口癖のように漏らす程で、別天地のように思われていた癩療養所にも一般社会以上に階級闘争が繰返されている」と。厳しく批判している。（『松丘聖ミカエル教会の歴史』五一～五二頁）

二田氏による「民主主義のない自治制度は見せかけであり、自治制度の裏に匿されている絶対的専制政治」を指摘している。

児童舎（若竹寮・若草寮）舎長任命

一九三八年（昭和十三）、児童舎の完成により院内の子供達は、大人達との一般舎から離れ、児童舎での生活となった。久一（三〇歳）は、児童舎の養育係の舎長として子供の生活全般を指導・監督する養育係として任命された。

「**新しい誕生**」　　　　**児童舎（若竹寮・若草寮）養育係**

南の国から
暖かい風がサラサラと松の梢を撫で、ゆく、残った冬をみんな北の国へ追ひやるのだ。真白い雪を解かしてなつかしい黒土が出た。黒土の香り萌え出た草の芽、春が来たのだ。半年振りで春と一緒に保養院に子供が生れた。この子供は双児で若竹、若草と言ふ。ほんとうによい名前がつけられた。一人は男の子、一人は女の子である。兄妹である。

病人の世界は病人のみ知る。親に兄弟に生き別れ、愛する者に、子供に生き別れ、何も彼も一切をすて、、限られた別世界に、しかもそれが何時迄続くか、否一生続く療養生活、不治といふ言葉が不穏当であるなら難治であるこの病気、治って退院する人もある。然しそれは極く少数な人に限られる。唯に難治であり、不治であるのみならず、日々蝕まれ朽ちてゆく、それが他人事でない自分自身の事なのである。この気持ちを誰が知って呉れるだらう。宿命論者であってはいけないかも知れないが、こうした意味に於いて当然抱かさる、人生観である。こ、に困る所がある。何につけても外に限度があり内に健康的に限度がある。何につけても外に限度があり内に健康的に限度がある。一切に一切に限度がある。

然しそれは別の世界である外側の世界である。よし肉の世界は制限され、閉ざされても、我等には自由な心の世界がある、この世界は病も境遇も一切を超越する。バイブルは教へる「これに永遠の生命あり」と、先哲はいふ「徳孤ならず必ず隣有り」と。

宿命の子等の果てしなき最後のあがきと言ふか?否「死生命有り富貴は天に在り」と、然り我々は最後迄、生命の与えられた限り生きねばならぬ。我等の霊魂は一切の障壁を飛び越えて自由の翼をつけ天空に羽ばたく。

病気になるのは大人ばかりでない。可憐にも小さい蕾の中に、学校へゆかぬ中に又途中で病気になって来る。こうした子供等にせめて義務教育だけでも……との願ひから、先年教育部が設けられ校舎も建てられた。

大人の世界と子供の世界は違ふ。子供の世界は美しい夢の世界、童話の世界である。桃太郎やカチカチ山の話が無条件で受け容れられる詩の国に生きて居る。大人とまじっての生活は悪い意味の意識的でなくとも朱に交われば赤くなる。教育上本当でない。何とかして子供達ばかりの雰囲気の中でとは皆の年来の宿望であった。

凡てに時有り一人の子供を産むに長い年月が要る。先づ教育部が出来て次に児童舎が生れねばならなかった。よき時によき所に生まれ出たこの双生児の兄妹、既によき命名も出来た。

残る問題はこの子供等をどう育てるかにある。学校教育は以前の連続でも、この児童舎は初めての事である。一度やった事と他人のした事ならその是非が分るが、何も彼もはじめての事は困る。

今迄は大人と一緒に居た、その室その人に依って家庭的に生活して来た、その為に必要もどうやら満たされて来た。しかし今度は子供ばかりの生活故に今迄の様には出来ぬ、その生活を統制してゆくのであるから。

それでも家から仕送りがあるとか又親兄弟が院内で働いて居て補助して呉れる子供等のみであるなら心配はないが、大部分は反対で家から仕送りどころか手紙を出しても返事すら来ない者又親兄姉はあっても不自由で働くどころ、その小さい子供と一緒に居ることに依って助けられて居り、親からの補助でなく却って小さい子供の方で、不自由な親を助けてゆかねばならぬのが沢山居る。

大人の仕事が働くことなら子供の仕事は遊ぶ事と勉強することである。シャツも股引も破れよう、足袋も破れよう、大人が二ヶ月はけるものなら子供は一ヶ月も持つまい。又破れた又裂けたと言って来るのをどうしよう。無論院当局として特別補助して下さるであらう。充分に御考慮の事と信ずる。然しそれも種類に額に限度がある事と思はれる。

そしてまだ〳〵困るのは大人の一寸気づかない様な事迄に子供の要求がある。今日も二人の子供が凧を二つ買うて一つ宛持って遊んで居た。その側に別の子供が一人欲しそうに見て居る。その顔は淋しい、きっと買えないのだろう。又先日ゴムの短靴でスキー乗りをしていた足首を、真赤にして手袋もない、でも元気で遊んで居た。「どうして手袋をはかないのだ手袋は？」と言えば彼曰く「だって無いんだもの」「………」答えを得れども我一言もなし。

子供だもの大人のつまらぬと思うものでも、ほしくて仕方がないものが沢山ある、時にはそっと飴玉をなめたい事もある。男の子供は凧や靴がほしいだろうし、女の子は人形や赤い下駄がほしいだろう。

さればとて自分等はその要求の全部を容れて、所謂贅沢な生活とは決して望みはしない、貧しさにも辛さにも、精神的にも、肉体的にも、今後の療養生活に耐え得る様鍛錬せねばならぬ。弱虫にしたくない、鉄は赤い中に打たねばならぬ。これを鍛へ上げ磨き上げねばならぬ、人間の一生を左右する基礎は幼年時代の訓練如何にある。殊にかうした療養院内では然りとする。彼等は現在の継承者であり次の代の建設者である。

唯願はくは子供には子供らしいその純真な心を、ともすれば傷心しやすい子供等に、物的な心配をさせずに、若竹、若草のその名の様にすくすくと伸ばしてやりたい。伸びる時に精一杯伸ばして上げたいと願ふものである。

我等は憂え又怒る。佛作って魂入れずとか、他の点には如何にもあれ努力するも、此の一点のみ如何ともなす能はずである。各方面皆様の御努力を切に願ふ次第である。

むづかしい理屈を並べるのが我等の仕事ではない。この子供等と同じ屋根の下で一緒に住んで、朝は一緒に起きて夜は一緒に寝る、一緒にご飯を食べ面白い本も一緒に読み、ボール投げもスキーも、お手玉も人形遊びも一緒に遊びたい、嬉しい時に一緒に笑ひ、父の顔を母の瞳を求めて、その愛に飢えて涙する時、我等又共に手を取って思ふ様泣きたい。彼等のみでない我等も又同じこのいばらの道を辿りつゝある。

児童舎は寄宿舎でも塾でもない。又何かの養成所でもない。保養院の児童舎である。病の身を療養する病院の子供舎である。然し寄宿舎であり、塾でもある。また養成所でもある慈しみを秘めて鞭打つ父の愛、無限のやさしさと暖い母の愛、父の膝になり、母の胸になり、傷つける雛鳥をしっかりと羽掻に抱く親鳥、我と来て遊べや親のない雀、これが我等の仕事である。

唯おそる。かく多数の少年少女を育するの大任を託せられたるも、不敏不才にして或はあやまる事なきや……と。

願ふは各位皆様の絶えざる御指導と御鞭撻を。

変らざる御愛恵とご援助を。

（一九三八年三月　掲載）

第六章　国立療養所東北新生園への転園

健康状態の悪化・失明、妻の死

久一の『甲田の裾』への投稿が途絶えた。東北新生園への転園前、北部保養院少年舎で起きた事件、舎長の辞任等その後の顛末が、『甲田の裾』一九九六年（平成八）七号から、入所者・菊池正實（盈）により、故人となった久一について、当時を回想し連続掲載されていた。

久一の北部保養院教育部では、子供達へ並々ならぬ愛情を持ち、理想をかかげ取組んだ教育に取り組み、さらに少年舎舎長としての努力、しかし、教え子達の思いもかけない反抗にあい、自身の体調不良と病勢悪化もあり、結局は子供達を、園内の権力者にその処分を委ねてしまう。この不祥事が後々まで、彼の生涯の悔いとなり、苦しめる棘になった。久一を周囲の人は、「熱心なクリスチャン、学園の先生又音楽にも精通していた事など、当時園内では屈指の知識人として、誰もが認めていた方であり」と、周囲は彼に対して一目置き、教育者として又人間の器としての期待が大きかったのだろう。

一九四〇年（昭和一五）一一月一六日三二歳の久一は、前年設立された国立療養所東北新生園に単身転園する。当時の扱いは逃走。久一の親友クリスチャンのNさんが、園で働く看護婦と結婚し北部保養院に居ずらくなり一緒に出ないかと誘われ、Nさんと共に大風子油を製剤する委託事業により社会復帰を考えていた。だが自身の病勢悪化、失明と相次ぐ受難により社会復帰は叶えられなかった。

東北新生園は、北部保養院長中條資俊が、「東北地方に国立療養所の設置を、地元で家族も交流できる療養所を」という強い願いと政府への働きかけにより、一九三九年（昭和十四）九月国立療養所東北新生園として宮城県登米市迫町新田字上葉ノ木沢一番地に設立された。中條は国立の園長に推挙されるがこれを断り、医務課長鈴木立春が初代園長として栄転した。鈴木園長は、地域に開かれた開放的な園の運営に努め、園は明るい雰囲気で出入りも自由だった。久一は鈴木園長と入魂《じっこん》の間柄だったことから、多分呼び寄せたのだろうという噂もあった。入所九ヵ月後、妻キヨを松丘保養園から東北新生園に呼び寄せた。やはり逃走の扱いだった。当時入所者の転園は、園同士のスムーズな手続きが行われない持代だった。毎号『甲田の裾』に投稿していた久一であったが、転園し松丘保養園へ再入所するまでの二五年間、東北新生園では短歌のみが残されていた。

一九四一年（昭和一六）七月一日、全国公立癩療養所は国立に移管され、北部保養院は、国立療養所松丘保養園と改称された。同年、一二月八日「大東亜戦争開戦」が布告された。

久一は東北新生園に行ってから、視力低下が進みそして失明した。治らい薬の無い時代、癩者には三大受難があるといわれた。即ちそれは発病の宣告と、失明と、気管切開であった。失明は発病後一〇年ないし一五年余の後にくると言われ、久一の失明の時期は、三三、四歳の頃であり、発病後一〇年を経過していた。一九四三年（昭和一八）三月東北新生園には、北部保養院時代の児童舎「若竹寮」での教え子、滝田十和男が一時入所した。失明した久一は、彼に身の回りの世話を受け、親子同様に数年間生活していた。

戦中、戦後の厳しい食料事情の中、療養所内での生活の苦労が偲ばれる。一九四四年（昭和一九）の戦時下、北海道から久一の兄源治郎が東北新生園をはるばる訪ねている。一九四八年（昭和二三）三月、妻、阿保キヨ逝去。享年三四歳。

キヨの母と弟は、松丘保養園で亡くなっている。

東北新生園機関誌『戸伊摩』から変更後『新生』への短歌の投稿

二〇一四年秋、東北新生園瀬川将弘氏への問い合わせが功を奏し、氏の丹念な調査により、園機関誌に北島青葉のペンネームで久一の短歌が数多く掲載されていることが判明した。これにより点字を学び、点字聖書を舌読し、点字を打ち作品を作りあげた久一の、まさに血の滲むような努力の経緯が判明した。

作品には、「街の灯のうるみて遠く見えずなり癩にもだえき夜汽車の中に」と、発病当時の苦しみを、さらに点字を学ぶ喜び、望郷の念、母への思慕、信仰のことなど、その思いが脈々と伝わるものが多数発掘された。だが「父の死は家と吾とのつながりを遠くなしたり返書はあらず」と、故郷との絆がうすれた寂しさを、また盲いとなった己を、「母すでに七十越していますなり吾が盲いし事いまだ知らさず」「初雪は早やえぞ富士に降りたりとふもとに近く老い母は住む」と、えぞ富士といわれる美しい故郷の山、羊蹄山と老いたる母を詠う心遣い、ふるさとと題し「杖を置く若草の原ゆるがせて汽車行く果てに故里のあり」と詠いその思いは深い。

瀬川氏の在園療友への聞き取りによると、生きる糧であった「点字聖書」も舌読で点字が潰れぬようにコーティングしており、「とても頭の良い人だった」と語っていたという。掲載短歌の一部を紹介する。

丘の上　　　　　　　　　　　北島青葉

癩に盲ひて崩れんとする我さへや苦悩を越ゆるちからただ欲し
十字路に迷い佇む杖の手を連れくる手はふしくれて固し
丘の上に口笛吹くは盲ひせる吾が友なりき映画ある宵
萎えし足ひきつつ友は教会に行きたり風冷たき宵に

望郷

故里を恋ふる心のつのり来て炉辺に語らふ霙ふる宵
貧しきと病ひにたたかえる女ありて文をくれたり叔父さんと言ひて
あたたかき友の便りよ探りつつわが口唇に触れてみたりつ

『戸伊摩』第九巻第三号（一九五六年五月二十一日発行）

アカシアの街　　　　　　　　北島青葉

倖いの住む街なりとあこがれて家出して行きしアカシアの街
街の灯のうるみて遠く見えずなり癩にもだえき夜汽車の中に
ひと月の点字練習に綴り得る此の喜びは我のものなり

『新生』第九巻第六号（一九五六年六月二十五日発行）

点字打つ　　　　　　　　　　北島青葉

父の死は家と吾とのつながりを遠くなしたり返書はあらず
この夜半を覚むれば蛇口のしたたりが時計のごとく刻をきざめる

萎えし手のやうやくにして点字打つが日課となりて有難き日々

点字聖書　　北島青葉

母すでに七十越していますなり吾が盲いし事いまだ知らさず
点筆につかれし身体裏山の夕凪に置けば蝉鳴きしきる
たそがるる裏山に来て点字聖書を舌読し居れば小雨降り来る

朝の丘

夕映えて茜の雲の移ろひを吾に見せたしと言い呉るる友
盲我の道しるべなる銀杏の木杖にて打てばさわさわと鳴る
色彩の失せし世界に幾年か生きて来たりぬ戦の日々を
朝早き丘に登ればミサの鐘霧ふかき中にりんりんと鳴る

『新生』第九巻第七号（一九五六年一〇月二五日発行）

深秋

晴れ渡る蒼見えねども露しげく風立つ丘に秋はみなぎる
みはるかす田の面は薄く黄ばみつつ深まる秋の色どり見せつ
初雪は早やえぞ富士に降りたりとふもとに近く老い母は住む

『新生』第九巻第八号（一九五六年一二月二五日発行）

秋の陽　　北島青葉

老い母の慈愛に似たり秋の陽は点字書きゆく吾を包める

盲導の電気オルゴール鳴らずなり装飾の如く十字路に立つ
医局前の面会室はしきられて癩者はいまだ人並ならず
＜新春文芸大会　佳作入選作＞
憂いつつ雑煮の箸をとるならん吾が病む故に七十二の母は
『新生』第十巻第一号（一九五七年一月二〇日発行）

良き友　　北島青葉

六年経て訪い来し友は生活と戦う気迫語調に見せて
社会復帰の希みもつ友は力強く未来の計画計りて飽かず
かかる時力与えて立たしむる良き友が欲し失意にありて
言うまじき吾が過ぎ来しを点筆にしたしむ人へ綴る告白
君想う心に満ちて旅をせし若き日遠く夢の如しき
『新生』第十巻第一号（一九五七年一月二〇日発行）

北国

北国の吾れストーブの燃える音なつかしむ病室に来て
うす氷溝に張りいき葬列を見送る路の角に佇つ時
『新生』第十一巻第二号（一九五八年三月二〇日発行）

寒の雨　　北島青葉

さめて尚かたえに亡妻《つま》の居る如きうつつの夜半よ寒の雨ふる

みぞれ降る今宵しきりに老母《はは》恋いて北海道放送へダイヤル合す
故里《くに》の老母《はは》の好める澱粉と金時豆を送りくれたり
この冬の峠越したる安らぎに春立つ窓の陽はあたたかし

『新生』第十一巻第五号　（一九五八年五月二〇日発行）

初　雪　　北　島　青　葉

看護婦の暇を見つけてバイブルを開く喜びに今日も吾があり
北海道の母住む里はいかならむみちのくに今朝初雪のふる

カルタ取り

現像の結果に恐れ持ちながら処置室に来てレントゲンをとる
開運の年と云われぬ買初に赤いスリッパ籤に当りて
かるた取る放送聞きて暗誦しみれども半ばは記憶返らず

『新生』第十二巻第二号　（一九五九年二月二〇日発行）

第七章　再び国立療養所松丘保養園へ

独身特重寮への入居

一九四〇年（昭和一五）一一月一六日三二歳で東北新生園に転園した久一は、二二年を経た一九六二年（昭和三七）五月、松丘保養園に転園再入園する。東北新生園内部での信仰上の対立があったと言われ周囲から孤立し、松丘保養園入所者で心を通わせていた人が呼び寄せたと聞く。

久一は、新設された特別不自由者棟に転室した。翌一九六三年七月「看護新体制の明けくれ」（一）（二）を、『甲田の裾』編集長からの依頼で投稿した。不自由者の住まいのあり方を、当事者として感じたこと、職員看護者への期待を率直に述べている。

「看護新体制下の明け暮れ」（一）　　北島青葉

結核病棟を新築し、その跡を改造して特重寮にすると云う話――、春には完成して二十人程度入室させる。その為の職員看護は冬の間から雇い入れて指導している、何ずれ近いうちに実施されるであろう。そのために何回かにわたって、不自由度調査が行われた。

いったい、どんな程度の人たちが行くようになるのか、新米の私には皆目解らない。

私の部屋は十五畳に四人、一人は若い付き添いさんで何時もみてくれる。何でもやってくれるので、不自由はない。

私は午後はほとんど外出し、時には午前も夜も出かけて帰ると、お客が帰ったと云って笑う。飯時と夜だけ部屋にいるからなのである。外出と云っても、教会に行くか、兄弟姉妹を訪れることなのである。

私は何時までも安心できるこの部屋に居たいと思った。

六月の初め、今の寿寮を近いうちに開き這入る人は二〇人、そして名前が読み上げられた。その最後に私の名前があった。いつも出歩いているから、此処へ来ることになるなどとは考えても居なかった。あの部屋を離れるのは惜しいと思った。然し、行けとあるなら行かねばならぬ、と友人が言う。友人が希望しておいたのか？……私は全然知りません。然し、行くことにしましょうと、答えた。いったいどんな間取りなのかと聞いてみても、ある人は大変よいといい、ある人は不便だという。こうなれば、自分が這入って見なければ本当の良し悪しは解らない。中は畳敷きとベットとの両方あるという。畳敷きの方がよいなと思っても、義足の人が、何人かがいるとのことで、どのようになろうともまかせて行くことにした。

六月の二十七日、転室するようにとのことで、幾分かの未練心を残しながら移って来た。三人程が重病棟に入室中なので、十七人それぞれの部屋に入った。

六畳間に二人ずつ三部屋、十畳間に三人、後はベットに女が六人、男が五人、その他に六畳間が一室、ここはベットに居る人たちの休み場所である。移った四、五日は夜お便所通いに何人かが迷っていたが、もう馴れてきた。眼の見えない人が床頭台の間を歩くのは仲々難しい。ぶつかったり、迷ったりしばらくの間はみんな気が気でなかったようだった。見えない人の世界には二メートルという幅は本当に歩きにくいもので、どこかに手が触れなければ駄目なもので、こんな広い処をと、晴眼者が考えてくれるその処が危なくて歩けない。この気持ちをなんと云ったら理解して貰えるだろうか。這入った人の三分の二は盲人である。看護する人から見るならば、この廊下の広さ、又床頭台の隔たりが必要なのであろうが、盲人の世界は、それが実に困るのである。

然し、今更何を云ったとて仕方のない既成事実であって、自分等がこれに馴れてゆくより方法がない。畳敷きの部屋の人達は、床を自分で上げたり、又、それが出来ない人は看護の人に上げてもらって、広々とした、さっぱりした毎日がおくれるらしい。

以前の生活が少しこじんまりとなった程度、そうした生活をベッドの上で寝起きする人達の心に少しうらやましい気持ちが湧いてくる。ベッドの上は、なぜかしら病室の延長といった感じで、病人臭い感じがするというのがみんなの意見である。然し、寒い時寝ていようが、又、具合が悪くて便器を借りて置く時などは大変都合がよい。隣の人に気兼ねも要らないし、畳の上では、こうした点で、少しは制約されることであるらしい。ある健康度の人は、畳敷きの方がよいようであり、でない場合はベッドの方がよいことになるのではないだろうか。

現在、職員看護の受け持ち人員は五十人、そのうち、私のいる寿寮だけが、和洋間の二様式で、あとはみなベッドだけである。

この二様式はいやおうなしに比較対照されていずれがよいとか、来る人々の話題にのぼる。今後、更に職員看護が推し進められる場合の研究課題になるのであろう。現在は、六畳間の部屋で何人かがベッドから降りて食事やお茶を一緒にしている。この部屋のあることが、ベッドにいる者にとって、どれだけ大きな慰めになることかは、はかり知れない。

日本人は畳の上の生活から抜けきれないものを心の内にしっかり持っているからなのであろう。看護する人に云わせれば、このように間数が沢山あることはわずらわしいということになるらしい。掃除や食事の世話にしても手間がそれだけ余計に掛かるからだという。このようなことは、そこに居住する人を主とするか、看護する人の立場を主とするかということが問題になると思う。

入浴は、週二回、浴場は廊下を行くとすぐ近い。一人一人背を流して世話してくれて、本当に有難い。然し、次から次へと待っている事になるので、大浴場の時のようにゆうゆうと入っては居られない。先日も最後に入って、何人入ったろうと聞いたら十人入ったとのことで、入浴を終って帰ったら昼ご飯がきていた。お互いに風呂の日は苦労することになる。浴槽の作り方も感心できない。先日眼の見えない人が一人で行って、陸湯の熱い中へ間違って足を入れて火傷をした。高さの違いが少な過ぎるので、このようなことになるのであって、このような設備をする時、本当にそれを使う人の身になって考えてくれたならばと、残念に思われる。

ここへ移って驚いたことの一つに、玄関に下駄箱がないことであった。なぜ最初から作ってくれなかったか、予算の都合で出来なかったのか?それとも重不自由者の入る寮であるから作らなかったのか、何れにしても玄関に下駄箱を作るべきではなかったろうか。出入りするにも玄関に一杯履物を脱ぎ捨てて置くより仕方がない。そして出掛ける度に探して貰わなければならない不自由さ、移って間もなくの頃、前の阿部園長先生が来られて、あなた方が困ることは何でも云いなさい。あなた方が安心して暮らせるようにして上げますから、看護の人になんでもして貰いなさい。と、云われた。それで下駄箱のないことをお願いしたら、それは困るでしょう。早速作らせましょうと、親切溢れるお言葉であったが、一ヵ月経つてまだ、出来ない。私は止むを得ず、蜜柑箱に靴を入れてベッドの下に置き、自分で持って行って履くことにした。友人が来て、ずいぶん不自由なことをするんだね、と、云うので私は、ここは特別不自由室だから、その名の通り、不自由をしなければならないのです。と笑った。

困ることは、こればかりではない。お便所の奥の間が三つあっても、一つは義足の人の専用の腰掛け式なので、あとは二つだけ、朝などは満員で何度行っても戻って来なければならない。そのうちに作つて上げるとは云ってはくれたが何時実現されることか全く解らない。ラジオもまだ付いていない。いろいろ話した結果、自治会の方で暫らく三台程貸してくれることになり、持ってきてくれたが、それを取り付ける配線がしていないので付けられず、先ず配線をしてからということになった。こうした点、実に行き届かない設計である。初めからこのようなことがどうして考えられなかったのであろうか。不完全なままで、ともあれ、入れてしまえと、云ったような不親切さであったなどとは考えられないけれども、もっと真実なこまやかさがあって欲しいものだと思わずに居られない現状である。

園当局の方々のお気持ちは知るよしもないとしても、職員が直接看護してくれている現在、十九人の方々が夜八時には消灯して帰り、十時、十二時、一時、三時の四回、みんなの眠りを覚ますまいと、足音を忍ばせて巡回してくれる。日中は一から十までやって貰わねばならない自分であり、その一つ一つを懸命にしてくれる親切さは有難い。殊に私の居る処は、八十九歳の人を頭に、四十代が一番若い、いわば、老人ホームみたいである。耳の遠い人が多く何度も繰り返して話し、又は聞き返す苦労、齢をとれば話もくどくどしくなる。そうしたことによく気を付けて、骨折って下さる姿は美しいというべきであろう。婦長は言ってくれる。不自由させるために来てもらったのではない。不自由なく安心して毎日を過ごさせて上げるためなのですから、なんでも言って下さい。出来る限りして上げますからと。どうかこのような毎日が職員看護の下でおくれるようになって欲しいものである。その好意が話だけで終らぬように願いたい。自分達の幸不幸は、直接お世話して下さる方々と、その設備を完全にして下さる園当局にかけられてあるのです。責任ある方が時々巡回されて、改善に改善を加えて、もっと完全にして頂きたい。

転室する前に同居していた編集長の天地氏から、あるがままの姿を書いてもらいたいとのことであったので、その概略を書いてみたが、詳細は次号にしたいと思っております。

願わくは、その時、私をして感謝の文に書かせて下さるような居室内容を充実して頂きたいものである。〈筆者・本園療友〉　（一九六三年八月　掲載）

「看護新体制下の明け暮れ」（二）　北島青葉

特重寮へ移ってから二ヵ月、この間に漸く下駄箱が出来、ラジオが取り付けられ、洗面所に小さく仕切られた棚が作られた。何時でも自分のが直ぐ判るようになった。〝貧しさは金の価値を高め、乏しさは物の価値を増す〟と云われるが、本当にそうである。一ヵ月半の不便さを通して設備のよさをしみじみ感じた。

既に暑い夏を過ごし清澄な秋を迎えつつある。暑さと云えばどうしても一言したいことがある。それは看護人の着ている予防衣である。生地の厚いのを着て、その上前にもう一枚着けなければならない。自分等は開襟半袖、又浴衣一枚でも暑いと思うのに、この厚ぼったい物を脱ぐわけにはいかないと云う規則だと云う。ここに入っている人等は菌開放性でないと考えられるのに、どうしてこのような厳重すぎる服装が必要なのであろうか。もっと身軽な作業衣にして気軽に働くことが出来るようにならないものかしらと思う。

私は昨年の春、此処、保養園に来て感心した事がある。それは外科治療室以外の看護婦さんの多くの方がマスクをつけていない事であった。小さい事であるかもしれないが、私は尊敬と親しみを感じた。然し乍ら二十年、三十年前とそう大差のない服装である。もし規則であるとしたなら、そんな規則はどしどし改正して時代感覚にぴったりしたものが欲しいと思う。三十度以上の暑さの中で脱ぐことの出来ない予防衣の下で、汗みどろになって暑さよりも着た物の暑さに苦しむことを聞くにつけ、一層此の事に触れないではいられなくなる。規則なるものは安全と進歩の為に必要であるとは分かるけれども、規則に人間がしばられて身動きできない現実に私は感心出来ない。社会へのピーアールも大事であろうが、足もとの改善をして欲しいと思う。一番困るのは入浴時であると云う。これを着た儘、暑い狭い中で十人以上もの体を洗ってやり、自分で動けない人を抱いて湯槽に入れてやり、倒れないように支えてやらなければならない。仕舞いには自分の方が気持ち悪くなってめまいがし、倒れそうになると云う。そして何人かが倒れたと云う事を聞いた。どうか上の人方は、このようにして現場で働く人の事を考えて、気持ちのよい作業衣を考えて欲しいと、願わずには居られない。不満を述べたついでにいま一つ私は書きたい。それはトイレット入口の重い硝子戸の事である。手の悪い人ばかりなのに戸は重過ぎる。それで用が済むまで開け放ち勝ちである。こうした所にはどちらへも開き、ひとりでに閉まるドアを付けて欲しかった。こんなに便利なドアのあるのを設計する人も考えず、又これを要請する人もなかったのかと思えば残念な事であった。

共同の六畳間で蝉の声を聞き乍ら、お茶のひとときを語り合うのは幸いな事である。私は一老婦人に聞いてみた。ここへきてどんなことが良いと思いますか。その人はこう云って呉れる。此処へ来てから本当にゆっくり御飯が食べられるのが有難い。通い看護の時など、早く食べようと思っても、唇が悪く目が見えないでしょう。そんなときなど……と声を呑んだ。又、他の人は云う。何か看護に頼もうと思っても、今日は機嫌が悪いなァと思えば頼み兼ねたり、その外いろいろとあった。しかし、此処では何時でも頼みさえすれば、やって貰える。長生きが出来そうですと。又別の男の人は云う。自分は食パンが来た時、いつもその儘食べていた。看護人が、この儘で食べられると云って、食べているものだもの、どうして焼いて呉れようかと頼めようか、と。この様な事に一つも不便を感じなかったので、誰も皆同じ様に倖せなのであろうかと考えていたのに、皆それぞれに不自由な故に忍耐してきた事を聞かされて、今更一年余りの自分の倖せだった事を考えた。幸福とは発見する事であると。

昔の日に聞いた言葉であるが、確かに間違いない。このようにして自分達五〇人の月日が重ねられて行く。私は心から十九人の看護の方にお願いしたい。私達のこれからの幸不幸は貴方がたにかけられてある。詩人の室生犀星は「ふるさと」の詩の中で〝ふるさとは遠くにありて思ふもの、そして悲しくうたふもの…帰るところにあるまじや〟とあるが、古里があっても帰れない人、又帰るべき古里を持たない人ばかり、我と我が心にあきらめを強要しながらも、肉親を思い出して涙ぐむとき、貴方がたの優しい言葉によってどんなに慰められ、遣瀬ない思いに心乱れるとき、貴方がたのひと言に静かな落ち着きを取り戻し、又病菌に命をすりへらされるような苦痛の続くとき、貴方がたの労わりがどんなに力付けられ、明日に生きる意欲を与えられる事でしょう。この様にして私達五〇人の残る生涯の総ては直接、貴方がたの真実にかけられてあるのですもの。私達が此の世に生きる最後の日、その一生を顧みて、つらい生涯であったけれど、この看護の方々が居てくれた事の故に、本当に倖せであったと云わせて頂きたい。

今、蝉の声が、虫の音に変りつつあることを聞くとき、時のうつろい、人の世の過ぎ行くに早きを感ぜざるを得ない。此の第三稿をを私が書かんとする時、どの様なことを書かせて頂けようか。貴方がたの真実に大きな期待をかけて、此の二稿を終る。〈筆者・本園療友〉

（一九六三年九月　掲載）

好善社・若き人びととの出会い（章末註参照）

「看護新体制下の明け暮れ」執筆から一〇年後、好善社が営むハンセン病療養所支援のワークキャンプで出会った学生との思い出が綴られている。ボランティア活動にいそしむ若者との出会いと交流を何度か持つが、なかなか心の触れ合いまで進むことが少ない中で、北星学園大学の学生とは、心の故郷札幌を偲び、「三人の北海道出身の人達と話し合いました。そこは郷里を同じくするということが、はじめての話し合いだという垣根を乗り越えてしまって、お互いに思うように話し合うことが出来て、私にとっては幸いでした」と。また、「日本のライが終ったら、アジアの諸国、そして、アフリカのライ者達が待っている。」と、好善社の今後の活動への期待と使命を訴えている。

私の中のワーク「心の触れ合い」

北島青葉

保養園でワークをはじめられてから、すでに十年余り、回を重ねて、昨年までに二四六名になったということです。

はじめの間は、園の費用でまかなわれるであろうというものがあったようだが、その事実は、アルバイトをしたり、小遣いを節約したりして、全部自分の費用で奉仕してくれるのであるということを、いまでは皆な理解してくれるようになってきました。

仕事もさまざまで、草刈りや、あちら、こちらの庭の芝生づくりに、殊に「希みの園」は、今でもなにかの野外会合のある度に使用されて、みんなに感謝されています。

池ができて錦鯉が飼われるようになり、昨年はブロック建ての花壇が二つ出来上がりました。

最初の間は患者も協力する人もあったようですが、最近はだんだん少なくなってきたということです。

無料で奉仕することが、敬遠されるようになったのであろう。エコノミックアニマルと言う言葉が、日本に於ける現代思潮であってみれば、別天地と言われたのも昔のことで、保養園も又、時代思想の流れの外に立つことができないのであろう。無料奉仕によって、自分達の住んでいる園が、よりよくなり、より美しく文化的になるのであるから、若い人達と共に汗を流して、世界をかたり、日本を論じ合い、時代を話し合ったり、又、若い人達の理想を聞くのも、お互いに得るところも多いであろうと思われるのに、少なからず残念さを感じる次第であります。

後、二、三十年経ったら、ライ園もその使命を終えて、消え果てるであろうと云われる。終末期における必然的主張であるということができると言いよう。

ワークの間々に、時々話し合いも行われた。或時は多人数同士で、又、二、三人ずつで話し合う時もありました。そうした時に、患者の方では、あなたはどこで、どこの学校でそして将来は何になるのですか。又、こんなところよく来て下さったものですと、敬意を表し、労をねぎらう。キャンパー達は、決まったように、あなたは、いつ病気になったのですか、ここに来てから何年位になるのですか、この中の生活で、一番嬉しいことは何か、又つらいと思うことはなんでしょうか、と云って労わってくれます。こういうことをかわしているうちに時間がきて、サヨウナラ又来ます。うちへ帰ったら、はがきを出しますから返事を下さいという言葉を残して別れるのであります。

はがきの下さる人はごく稀で、大部分は、それっきりになってしまうようであります。

そのうちにどちらも、なんという人とどんな話をしたであろうということも忘れ果てて、かっての日話し合ったと言う記憶だけが、お互いの中に残ることになってしまうらしい。そこに大勢の人達と一緒に話し合うということの一番駄目な点があるように思われてしかたがない。そこには心と心の触れ合いがないからおざなりの会話で終ってしまうというのではなかろうか。

私にとって印象に残ったのは、昨年のことであります。昨年はじめて札幌の北星学園大学から二人の女子学生が来るということを聞いておりました。札幌は私の青春時代をはぐくんでくれた心のふるさとであります。

はじめの日に、スピーカーを通して一人一人挨拶をしていました。その中にKさんという人が札幌生まれで、札幌で育ちました。この中に札幌から来ておられる方もおられるでしょうから、その方々とお話し合ってみたいということを聞きまして、私は、この人と話し合いたいと思って、申し込んでおきました。

次の日の午後、その人が訪ねてまいりました。私の郷里からわざわざ訪ねてきてくれたという感じで嬉しく思いました。年齢はおじいさんと孫程違うのであるけれど、そして、彼女は母一人子一人で、今は生活している。他の兄弟姉妹は皆他所へ行ってしまったということで、そんなことから尚人なつかしさを感じるのかもしれません。おじいさんと話しているようだから、おじいさんということを言ってもいいでしょう。といって、そこで私は、彼女のおじいさんになり、彼女は私の孫娘になった。

昔の札幌のことを話したり、今の札幌のことを聞いたり、いろんなことを話したり、聞いたりしているうちに、一時間半の時間が忽ちに過ぎてしまって、いそいで又、来ますと言って帰られた。

その次の日から彼女は仕事の合間にいつも窓からのぞいておじいさん何をしているの、いま帰るところですと、顔を出していきます。可愛い孫娘であります。

その次の日は、Yさんという人と話し合いました。この人はすでに教会におられる人で年若くして尚この道を歩んでいることに敬服しました。そして、将来しっかりやってくれる人だと思いました。

この人との話も時間が短かすぎた。

その翌日は、もう一人の若い女の人と話し合いました。この人も北海道出身で、今は学校をでて働いている人であります。社会での実際生活をし、教会生活に励んでおるだけに充実した話をする人でありました。こういう若い人達が沢山いる限り、これからの世の中は大丈夫だと思いました。

心がはずんで話をしている時間というものは余りにも短か過ぎて、次の時間に追われて帰って行かれるのが残念な気がした。

このようにして私は、三人の北海道出身の人達と話し合いました。そこは郷里を同じくするということが、はじめての話し合いだという垣根を乗り越えてしまって、お互いに思うように話し合うことが出来て、私にとっては幸いでありました。

十一月の初め頃であったろうか、Kさんと、Yさんがひっこり訪ねて来てくれまして、そして、この人達が一番最初に会ったところの人は、私ではなくて、自分達が汗水流して造った花壇が、その後どうなっているかということであった。そして、それを確かめて、まあよかったと言って、安心した様子でした。
三、四年前になりましょうか。関西学院大学の一年生さんが来てくれた。その冬に雪の北海道旅行して帰る途中で、ちょっと寄って下さったことがありました。その時に彼は、一番はじめに、こう言った。「ここを通うたのでちょっと寄ってみたくなりました。実はここに来る前に、自分達が造った池がどうなっているのか見て来ました。」と、こう言った。自分らの造ったものがどうなっているのかという気がかり、それは芸術家が自分の作品に執心することと同じ心理なのであろう。それでこそ心を入れて造ったということが裏書きされるのであると言いるのだと聞いて、私は感心しました。

十二月になったらKさんがテープで便りをくれた。その中に、いま卒業論文と真剣に取組んでおります。卒論のテーマは「社会福祉に於けるライ問題」と、いうことでした。どんな内容になったか知りませんけど、ここでいろいろと見聞したことを真剣に書き上げたことでありましょう。

三月の末頃、電話がかかってきたということで、よび出しがありました。急いで出ていったら、札幌のKさんからの電話であった。電話などで、どうしたのか聞きますと、今度学校を出て、横浜の精薄児の施設に就職することになり、あした行くことになりましたので、電話をかけましたという答えでした。よくお母さんが承知してくれましたね—と聞きますと、二年経ったら必ず帰るという約束でやっと許してくれましたということでありました。

私は愛する孫娘の新しい首途を心から祝福しました。そして、彼女は一ヵ月位経ってから、手紙で、やっと仕事に馴れました。中の仕事はこれ、これですと、詳しく書いた手紙でした。

五月の連休の終わり頃、北海道から帰る途中ですとTさんが訪ねて来てくれた。本当にありがたい一日でありました。よく忘れずに覚えて訪ねて来てくれたものだと感心しました。そして帰るときに、ご希望のご本があったら、テープに入れてあげましょう。私一人でなくて、教会の青年部の方々に応援して、みんなでやってもらいたいと思っているんですからと言ってくれました。本当に勿体ないぐらい、ありがたい話でありました。

いま、その原本とテープの準備中であるらしい。

先日、好善社の理事長である藤原先生がおいでになった。今年は一番遠くて、一番恵まれていない沖縄の宮古療養所へ重点的に応援することになったというお話でした。そうして、保養園は八月二十日からはじめる予定だということであります。

それから、Ｙさんが、卒業論文に、ライ問題を採り上げたいとのことですので、いろいろ教えて下さいということでした。

好善社が、そっと人知れず蒔いた種子が、日本中のあちらこちらに散らばって実を結びつつあるという実をしらされました。これはマスコミのような華やかさが少しもない人目にたたない地味な行き方であるけれども、自分が実際にライ園を訪ねて、こう、こうであったという力強いアッピールがされてゆくのだと、そう思います。

そうしたところで、ライ問題への解決の花が、咲き続けてゆくのであろうと、私は、考えております。

そこに、好善社の努力と使命があるのであろう。日本のライが終ったら、アジアの諸国、そして、アフリカのライ者達が待っている。その道は遠く、その荷は重すぎる。

しかし、それは天からの使命であるならば、好善社はその重荷を負いつつ歩みつづけてゆかなければならないし、又、行くであろう。私は思う。

私は思う。神を信じて行く者には、どの人にもその実存が問いかけられてくる。どうして生き、どのように奉仕してゆくかと、ゆくべきかという問題である。

この一点に立つ時、学生であっても、社会人であっても、はたまた、ライ者であっても、なんら変ることはない。

それぞれの道において、一人残らず真理の探究者であり、探究の学徒であると思う。

八月二十日から、今年のワーク・キャンプが行われることになったが、どんなことが行われることであろうか。

願わくば、うけるばかりのライ園ではなく、何かをご奉仕できるライ園でありたいものだと思うことがあります。

（一九七四年六月　掲載）

註

好善社：一八七七年（明治一〇）東京築地の新栄女学校（後に女子学院）アメリカ長老会婦人、宣教師K・M・ヤングマンの呼びかけで一〇名の生徒が集まり、伝道と奉仕のために結社、翌一八七八年 好善社と命名。当時は日曜学校や集会を開いて伝道、一八九一年（明治二四）頃ハンセン病婦人との出会いにより、一八九四年（明治二七）私立病院慰廃園開設。国立ハンセン病療養所一一個所に礼拝堂を建て、支援、協力している。一九六三年（昭和三八）国立療養所でワークキャンプを開催して以来、学生、社会人たちと入所者との心の交流の架け橋として、その役割を担い続けている。

第八章　創作『辛夷の花』、『神の国をめざして』の取り組み

久一がしばらく振りに『甲田の裾』に投稿したのは、一九七五年（昭和五〇）、六八歳になっていた。一九七五年七号から一九七八年三号まで約三年をかけた大作『辛夷の花』で、物語のあらすじは次のようである。

創作『辛夷の花』

物語は、北海道余市町が舞台。酪農業を営む家の高校生の息子、哲夫が主人公。父の死に始まり、恩師中川先生とクリスチャンの妻との親交、中川先生が信仰を受容していく過程が語られる。父の死により、我が家には叔父からの多額の借金があることを知り、哲夫はその返済期間の延期を願い一人叔父宅を訪れる。だが叔父は、昔哲夫の両親から受けた恩を醇醇と語りそれを反古にしてくれるのだった。

高校卒業後の進路を如何にすべきか悩むが、中川先生から「自分の信じた道を進むべき」のアドバイスをうけ、北大を受験し、先生の紹介で文化堂を訪れる。学歴はなくとも、叩き上げで事業に成功している叔父や文化堂の社長の働きをを知り、進学せず此処で働くことを願うのだった。

この作品は私小説的フィクションの感がする。故郷を偲び、昭和五〇年代に時代を置き換え語られてい

る。家業は後の熊谷家の酪農業とし、学校時代の思い出、富貴堂卸部は文化堂と置き換えその就労体験に基づくと思われる記述がある。主人公の初恋の思い出、発病するが病名が伏せられたまま服薬を指示され、北大病院医師の指示で青森の療養所へと足を運び己の病を知る。戦後のハンセン病治療薬が出て、病も初期と設定され、哲夫の病は完治し幸せな最終章で終る力作である。久一の最も書き残したかったテーマであり、社会復帰への大いなる願望だったのだろう。

最後の執筆・創作『神の国をめざして』

『辛夷の花』にひきつづき書かれたのは、最終の作品『神の国をめざして』で、七〇歳になってから書かれた久一の人生における信仰生活の集大成の作品である。懸命な努力の果てでようやく前途が開きかけた二一歳という人生の途上で、ハンセン病と言う理不尽な病を得た者の苦しみ、もがいても、もがいても逃れられない病、その懊悩ははかりしれない。だがキリスト教に近づき、神に祈り求め続けて真に魂の救いを得たのだった。聖書にもとづきキリスト教入門の書とも言うべき感動の作品である。

終わりに

熱心なクリスチャンであった久一が、古希を迎え昭和五〇年代に入ってから、十数年通い交わりを共にした幾人もの友と決別、松丘保養園の教会・松丘聖生会に別れを告げた。久一は信仰上の問題として、ひたすら聖書を熟読し、独自の信仰世界をいだいたため、聖生会内部で共感を得ず孤立していった。青森市内山の手の若い伝道者に共鳴し、その人に一生を任せると言い、単一の独立教会を目指した。園内では葬儀その他一切の行事は行わず、遺骨は外部に付き合っている同じ信者の方が葬ってくれるということだった。そこに本人の財産すべてを献金した。

一九八三年（昭和五八）六月一〇日久一は逝去した。翌年、喜寿を迎えようとしていた数えの七六歳である。野辺の送りは寂しいものだった。葬儀は園の外で行われたが、遺骨は園の納骨堂に帰った。北部保養院へ一九三〇年（昭和五）二二歳で入所してから五四年の歳月が流れ、ハンセン病療養所でその生涯を閉じた。その間、両親の逝去に際しても、思い続けた故郷に帰ることはなかった。

久一は、『神の国をめざして』のプロローグで次のように書き残している。

筆者は忘れたが今も心に沁みて残る一文がある。

「私のうちなる人は熱く火と燃えるとも、外は静かに水と澄む。」まさに、整えられた聖徒の、信仰的境地を言い尽くしていると言えよう。私自身の内にも外にも戦いがある。しかし私は、恵みの山を目指して上らないではおられない。私の中にも、火が熱く燃えるからである。狭霧の彼方は輝く青空であり、その頂上に立って、イエスが私を招いておられるのだから……。

久一の魂は、神の恩寵に包まれ、永久の眠りについたことであろう。

一九九七年（平成九）八月一二日、久一の遺骨は一四年余眠り続けた松丘の納骨堂を出て、知人の支援と中山牧師のはからいにより、かっての信仰の兄弟姉妹が眠る青森市月見野霊園の教会墓地に埋葬された。墓碑には熊谷久一の名が刻まれた。

二〇一一年（平成二三）秋、久一の姪と甥の二人が、青森・松丘保養園を初めて訪れた。かっての信仰の友、神小沢さん御夫妻、かっての教え子滝田さんと共に青森市月見野霊園に墓参した。久一が故郷を出てから八二年、逝去から約三〇年の歳月が流れていた。血縁の甥と姪は、叔父熊谷久一の生涯を漸く辿ることが出来たのであった。

ハンセン病はかつて、らい病、業病、天啓病など、洋の東西を問わず、世間から忌み嫌われ、人類の災厄、神仏の業罰として、差別され社会から排除されてきた。日本では、遺伝・血統によるものとみなされてきた。一八七三年（明治六）年アルマウェル・ハンセンにより、らい菌の発見が伝わると、明治以降の近代化政策に呼応して、誇大な伝染恐怖が拡がり、さらに昭和の時代に入ると民族浄化の思想から国家管理による絶対隔離が定着していく。それらの施策はハンセン病を正しく理解していなかったためで、偏見差別や社会排除をうながし人権侵害を日常化したのである。ここに社会として、人間として許してはならないハンセン病問題の悲劇があった。一九〇七年（明治四〇）「ライ予防ニ関スル件」が公布されてから、八九年目の一九九六（平成八）年ようやく「らい予防法」が廃止された。この間、強制隔離や家族・郷里との絶縁、断種、堕胎など筆舌に尽くしがたい人権抑圧が続いたのであった。

だが、一九三〇年（昭和五）北部保養院に入所した熊谷久一は、

「―もしこんな病院が無かったら私達は今頃どんな生活をした居ることやら。と考えると、そら恐ろしい。今かうして誰にも憚る事なく安住の出来るのは何といって良いか分らぬ感謝です。事実肉体的苦しみからは救はれたのです。衣食住に何の心配が要らぬ保養院、何と恵まれた私達でせう、只感謝の二字にとどまります。」

と述べている。ハンセン病療養所が無かった時代は、地域から家族から追われたハンセン病者は、行路病者となり放浪の旅に出るか、自宅奥に蟄居するしか途はなかった。

参考文献・資料

『御下賜金品ニ関スル綴・北部保養院』（元ハンセン病図書館所蔵）
（株）富貴堂編『七十年の歩み・富貴堂小史』一九六八年三月
京極町史編纂委員会編『京極町史』一九七七年三月
松丘保養園七十周年記念誌刊行委員会編『秘境を開く―そこに生きて七十年―』青森県救らい協会　一九七九年十月
中條資俊伝刊行会編『中條資俊伝』青森県救らい協会　一九八三年一一月
倶知安町史編集委員会編『倶知安町百年史』上巻　一九九三年三月
大濱徹也「特論　社会事業と宗教」『岩波講座日本通史　第一七巻　近代二』岩波書店　一九九四年五月
福島政美（松丘聖ミカエル教会牧師補）『日本聖公会東北地区　松丘聖ミカエル教会の歴史』（財）白石庵敬神会　一九九九年三月
日本ハンセン病福音宣教協会『全国ハンセン病療養所内・キリスト教会沿革史』一九九九年四月
明石海人顕彰会編集出版部会『白描』（明石海人歌集）二〇〇一年六月
『近現代　ハンセン病問題資料集成』第二巻〈戦前編〉不二出版　二〇〇二年六月
新村拓『日本医療史』吉川弘文館　二〇〇六年
後藤誠二『生振の熊谷庄次郎』北海道地域学会報告資料　二〇一三年一一月
『甲田の裾』（松丘保養園機関誌）一九三一年一月号〜一九七九年八月号、一九九六年七月号〜
さっぽろ文庫『札幌とキリスト教』一九八七年六月　札幌市教育委員会

付章　顔も知らない叔父の姿を求める旅…………

後藤誠二

二〇一〇年、定年退職し、のんびり時間の束縛もない生活をしている時、私は祖父が石狩の生振に「愛知県団体開拓団」の一員として移住した歴史を調べていました。ある日、従兄弟からもらった祖父の戸籍謄本を見ていると、私の知らない叔父の名前が記載されていた。その叔父は、「青森県東津軽郡新城村字平山　一九番地」に分家し、除籍になっていた。この住所は何処かで見たことがある。ハンセン病裁判の時、少々興味を持ち読んだ本に載っていた住所のような気がして、図書館で調べたらまさしく「松丘保養園」の住所でした。姉や従兄弟に聞くと、

「昔、本家にりんごが送ってこられ、そんな叔父がいた。」

との話を聞かされました。そして、姉の「道立衛生学院」の同級生に、ハンセン病の本を出版しようと言う人がいると聞き調べてもらいました。それが、小林慧子さんと知り合ったきっかけでした。

驚くことが、小林さんからもたらされた。叔父が少年舎の舎長をしていた時に少年舎に入所しており、東北新生園でも共に生活していた人が、松丘保養園で、今も生活しているという知らせが届いたのでした。

私と姉は、二〇一一年九月五・六日の二日間、松丘保養園に、叔父を求めての旅に出たのでした。私た

ち二人を出迎えてくれたのが、叔父を少年時代より知っており、東北新生園で、叔父をお世話してくれ、歌人でもある、滝田十和男さんであり、叔父が眠っているお墓をお守りして下さっている神小沢さんご夫妻でした。

叔父は、青森市郊外にある青森市月見野霊園の教会墓地に眠っていました。青森湾を一望できる霊園内の墓地に、二二人の信者の仲間の皆さんと眠っていました。一九八三年（昭和五八）六月一〇日の死亡となっており、享年七五歳でした。

私と姉は、叔父が生まれ育った故郷の名水をお墓に供え、そして名水をお墓にかけてあげました。故郷を出てから何年ぶりかで味わう名水になったのでしょうか。叔父のただ一人であった妹の母からも、叔父の存在を語られることなく、六三歳にして初めて知った叔父と、このような形で巡りあうとは。夢にも思っていませんでした。

愛知県団体開拓者として、石狩生振に入植し度重なる水害と戦いながらの開拓者だった祖父を調べていた時に、たまたま戸籍から判明した叔父の存在でした。他の従兄弟達は、父母や叔父達の話の中からほんの少しだけ、聞いていたとのことでした。しかし、「触れてはならない話と感じ、日常の会話や話題には決してしなかった。」とのことでした。

叔父の発症は、生まれ故郷ではなく、勤務地の札幌だった為に、故郷では誰にも知られることなく、部落での話題にもならず、従兄弟達の同じ町内での結婚にも問題とならなかったのでした。父と母との結婚も同じ部落同士の結婚でしたが、叔父のことが障害になることはありませんでした。

叔父はすばらしい宝物を残してくれました。松丘保養園機関誌『甲田の裾』への数々の作品は、元『甲田の裾』元編集長滝田十和男さんと、現編集担当者石田史子さんの手により発掘して頂きました。また二〇一四年秋には、東北新生園機関誌『戸居摩』ならびに『新生』に掲載された短歌を、福祉室の瀬川将弘さんに発掘していただき、小林慧子さんを通して頂きました。

私は、これらの作品の数々をワープロで打ち直し、従兄弟達に送りました。その感想の幾つかを紹介します。

「驚きました。こんなにも多くの作品を残してくれたとは。青森からりんごを送られてきたので、『この人誰』と聞いたが、親ははっきり教えてくれませんでした。美味しいりんごだったで、そのまま丸かじりしました。」

「涙を流しながら読みました。こんな病気のために苦労し、盲目になり、故郷に帰ることが出来なく、親の死に顔もみれなく、兄弟とも会うことが出来ない生活をしていたことに涙が出ました。」

「一つ一つの作品を時間をかけて読みました。この作品を書いた時に、私は生まれた。この作品を書いた時に私は小学校を卒業したというように、自分の歴史と重ね合わせて読んだのです。ばあさん（祖母）の気持ちを思うと涙が出ました。」

「なんで我が家にバイオリンがあったのか判明しました。我が家では、誰もバイオリンを弾く人がいないのに不思議に思っていました。それも古くなったバイオリンです。同じ札幌に住んでいたので、叔父が置いていったのであろう。」

「ただただ驚きでした。何年か前にテレビでハンセン病裁判のことで、当時の小泉首相が原告の人達と会談したとか、国が控訴を断念したとかをテレビで見ていました。まるで他人の事のように思っていたので、身内に患者となった人が居たとは驚きでした。今となっては、大切な作品ですが、昔の昭和三〇年代に知っていたら、私はどうしたでしょうかと思いました。今の時代だから自分に受け入れられたのでしょう。複雑な気持ちです。」

「父（札幌で生活していた久一の弟）が亡くなり、遺品の整理をした時に、青森県新城村平山の住所を、父の字で書いた紙が出てきました。青森に親戚もなく、父の知人もいないはずなのに不思議に思っていました。その紙も書類入れの一番下に大切に保管されてありました。これで納得しました。父が仕事を終え一安心したのでしょう。ある日、『生振まで連れて行け』と言われました。その時、祖父がこの地に入植したことを知り、祖父の名が刻んである石碑を父母と妹で見てきました。しかし、青森にいた叔父のことは一言も言いませんでした。」

私は、松丘保養園に行くまでハンセン病についての歴史的経過や、法律について何も知りませんでした。ただ悲惨な体験をして、寂しく療養所で生活をしている可哀想な人達として見ていました。そして入所者誰もが、その体験の中から立ち上がり、裁判に訴えたものだと思っていました。当然に入所者誰もが裁判での勝利を喜び、松丘保養園でもその勝利を祝ったのではないかと思っていました。しかし、意外にも入所者の方は、

「松丘で裁判の原告になった人は、三人か四人ではなかったかな。勝訴判決は嬉しかったが、しかし、我々の生存している事実は、そういう中でもちゃんと生かしてもらって、守られているということに

感謝しなければならないし、そういう気持ちを忘れてはならないと思っている。私達は療養所と言う狭い世界の中で必死で生活をしてきた。私達にとって『国』とは、遠く離れた東京の　霞ヶ関や永田町ではないのです。毎日療養所の中で、介護してくれる介護士さんであり、看護師さんであり、お医者さんなのです。そのような優しく、お世話している人達と裁判で争うことは出来ないのです。」

この言葉に私は驚きました。狭い療養所という世界の中で必死で生活し、何回も死の恐怖と闘い、人生の後半に来た時、ようやく療養所で働く人達にお世話になりながらもほっとした生活をしているのに、「もう争いは嫌だ」「裁判なんてとんでもない」と思ったのでしょう。

入所者は、十人十色、多種多様な人達が、この狭い、同じような建物、同じような間取りで、しかしながら、それぞれ違った思い出を抱え毎日生活してきたでしょう。哀しく切ない思い出、本当は忘れたいが忘れることの出来ない思い出、春になるとあたり一面がりんごの花で埋まる故郷の思い出、そして「バンザーイ」と叫びたくなる嬉しい思い出、ちょっと恥ずかしくなる淡い恋の思い出など、様々な思いを抱え生きてきたことでしょう。

叔父は、一九三三年（昭和八）四月の『甲田の裾』に、「雪国の王者」という作品を投稿しています。雪国一番のスポーツ、スキーをしたいので寄付をお願いしたところ、青森県知事をはじめ多くの県民の方々から、スキーや金品の寄付が集まりました。お陰でスキーが入所している子供達にとり冬の一大行事になり、冬の雪に覆われ部屋に閉じこもって子供達が元気に外に飛び出し、スキーを楽しむ声が療養所内に飛びかったのでした。子供達だけでなく、院長先生も、事務所の人も、門衛さんも皆で楽しんだのです。

無邪気に、華麗にすべる院長先生の姿は、療養所のイメージから想像すると意外な一面に驚くのでした。

「おい誰か手を引っ張ってくれ、後へすべって上れないもの…」可愛い悲鳴を上げる者もいる。「オイ○○君、お前はころびに来たのか、すべりに来たのか。」なんて得意然としてしゃべっている者もあれば…「だってこのスキーすべり過ぎるだもの。」なんて弱音を吹いてゐる者もある。」

ややもすれば、閉じこもりがちになる雪国の冬の姿を、自由にあやつることの出来ないスキーに挑戦していく子供達の笑い声と姿を生き生きと描いています。孤独と不幸というイメージで捉えられがちな療養所を、北国の療養所の特権である如く描かれ、『甲田の裾』には、スキー姿の子供達の写真も載っていました。子供達に、スキーの楽しみを提供し、共に楽しんだ姿に驚き感激し、計り知れない逞しさを感じたのでした。

私が松丘保養園を最初に訪問してから四年の歳月が経ちました。ハンセン病だった叔父の姿を求め保養園を訪問し、今まで自分が描いていた入所者の姿とは全く違う生活や考えを持っている姿を各所で見ることが出来ました。それは驚きの連続で、表面だけを捉えていた自分を反省しました。

一例を挙げると、療養所の入所者にとって、皇室は実に身近で、尊敬する大切な存在になっていることです。戦前、天皇制国家の下で、日本民族浄化という目的のために、強制隔離が行われたのではと思っていたので、皇室に対する入所者の考え方に驚いたものでした。

一九七七年（昭和五二）、松丘保養園にも当時皇太子であられた今上天皇陛下が、美智子妃殿下（現・皇后陛下）を伴われて慰問に来られています。その際、ナナカマドを記念樹として御植樹され、そのナナカマドは、今も大切に育てられております。二〇一五年『甲田の裾』新年号には、福西征子元園長が「皇后への拝謁」という題で投稿されています。

松丘保養園を訪問し、滝田十和男さんにお話しを聞かせていただいた時に滝田さんは、嬉しそうに気品ある扇子を見せてくれました。そして、不自由な手でラジカセにテープをセットして「若葉の風」を聞かせてくれました。この歌は、一九九四年（平成六）に高松宮親王殿下が薨去された時に、滝田さんが作詞し、小山時男さんが作曲し献歌したのです。高松宮親王殿下はご母堂の貞明皇后のご意志を継がれ、ハンセン病患者に深い理解を示された方です。高松宮妃殿下は、この「若葉の風」を、とても喜んで気に入って下さり、集まりの時はこの曲のテープを皆さんに聞かせていたそうです。

私は、この曲からも自分の視野の狭さをしみじみと感じさせられ、自分の考えを打ちのめされた思いでした。入所者にとり、皇室は心の支えとなり、本当に敬う対象となっていたのでした。ハンセン病者と皇室との関係を、証言や記録から見直す必要があると考えさせられました。今まで対立関係で捉えていた私は、恥ずかしい限りでした。そして、この言葉が私に突きつけられたのです。

入所者菊池正實さんの、「太平洋戦争で日本が負けて、我国で人間になったのは天皇とらい患者だ」と。現在、全国のハンセン病療養所の入所者は、一八五〇人（二〇一四年四月現在）で、平均年齢は八三・四歳です。入所者の全国組織である全国ハンセン病療養所入所者協議会を結成した一九五一年（昭和二六）当時の入所者数は約一万二千人で、毎年一五〇人が亡くなり、高齢化はますます進行しているのが現状です。

非常に深刻な問題として、入所者で認知症になられている人が多数占めていることです。言葉を発することもなくなり、自分の気持ちを表現する術を失い、テレビの前でじっと背中を丸めて、ご飯だけを食べて生きているのです。認知症になっていない方でも、「もう、いい！このまま死なせて下さい！」という境地になっている人達が、かなりの数でいらっしゃるのです。八〇年前は、子供達や大人達がスキーを楽しむ声が響きわたった松丘保養園も、今ではひっそりと静まり、遠くから除雪車の除雪の音が聞こえるだけの療養所になっています。

療養所の高齢化の問題は、ハンセン病の歴史、療養所の歴史を語る、「生き字引」「百科事典」といわれた方々が、亡くなったり、認知症になられたりし、語られる方々が一人欠け、二人欠けし段々と少なくなっている現状です。後世に伝えるための聞き取り、資料として残していく時間は限られ、今がまさしく最後のチャンスかも知れません。

二〇一四年（平成二六）一二月七日、松丘保養園第七代園長、荒川巌先生が逝去されました。元荒川巌園長先生は、まさしく松丘保養園の地でハンセン病者と共に歩み、歴史を刻んだ大切な先生でした。二〇一四年四号『甲田の裾』に、現園長・川西健登先生が「追悼・荒川巌先生」と題し、追悼文を載せているのを大変興味深く読ませていただきました。川西園長先生は、荒川巌先生がハンセン病療養所の将来構想について、高齢社会の地域医療の中核となるリハビリテーションセンターとなるべきと提言されているることに感銘していらっしゃいます。

「国が長年にわたって社会的に抹殺してきたハンセン病回復者の生活と医療を将来にわたって保障することは、法治国家の義務であり、入所者が血涙を流して築き上げた療養所での終生の在園療養を保障しつつ、療養所が入所者を含む一般地域住民のための専門性を有する医療機関として生まれ変わり、療養所全体として社会復帰しなければならないと主張しておられる。」

と、荒川先生を偲び述べておられます。

松丘保養園では、二〇〇八年に成立した「ハンセン病問題の解決の促進に関する法律」に基づいて、二〇一三年から一般住民の保険診療を開始しています。

特に保養園一〇四年の歴史の中で初めてハンセン病以外の患者さんが入院したこともあり、終末医療に取り組み、患者さんを見送りました。この患者さんは、入院してお世話になったことを、お通夜の席で列席者に紹介するよう遺言し、亡くなったのでした。手厚い診療と看護に感謝して旅立って行った患者さんのことを聞き、ここに荒川先生が描いていた構想が、川西園長先生を先頭にして一歩一歩と歩み始めたことは、多くの入所者にとり大きな喜びとなるでしょう。

保養園には、ハンセン病の後遺症、高齢者の介護や看護が育まれてきたノウハウがあるはずです。それらをさらに発展させ、地域住民に生かす時です。この点がまさしくハンセン病療養所を地域社会に開放し、療養所が社会復帰を果たすことであり、「入所者の終生の療養を最後の一人まで保証する」ことに通じることと思うのです。

私の叔父の作品を巡る旅は、まだまだ途中です。難しい聖書の言葉を読んでもなかなか頭に入りません。私とキリスト教とは、なかなか結びつかず、困難の連続です。叔父は、真正面からキリスト教と向き合いました。入所したときも、入所後も悩み苦しむ叔父の姿が綴った文章から読みとれるのです。その姿は、『甲

田の裾』「病める魂（二）」（一九三二年（昭和七））の中で、

……或る方は又それはね、今あんたが病気になって居るのは前世の罪の報ひなんです、だからどうしてもその報ひの苦しみを背負って行かなきゃならんのです。だから出来る丈善い事をしてその罪を軽くするのです。毎日信仰してお勤行するのです……と、だけど私は前世の罪なんて私は犯した覚もないし責任もない様に思はされるんですもの。そしてほんとうに前世の罪があるならこれから善い事をしてつぐのふにしても私は身体が弱いので中々出来ないし、そして生きて居る間に前世の罪の罪滅しが全部出来なかったら私は彼の世に行っても救はれないいんだし、前世の罪という事で私は現在や将来を諦め切れないいんですもの。」

とあるように、らいを患った故のもがき苦しみが伝わってきます。

叔父は多くの本を読み、貪欲に知識を吸収し、周囲の人からは、「博学の人」「頭の良い人」とか言われておりましたが、その一方で自分の考えを曲げない「頑固者」で通っていたようです。特に自分の信仰に対しては、頑固一徹を貫きました。「神に己とは何か」を問い続け、私が主語で聖書に立ち向かう姿を、最後の作品、創作『神の国をめざして』に全精力を注ぎ表現しました。なかなか解決できない悩み苦しみを、自らの努力で解決の途をひも解いていくのでした。

『われ願うところの善はこれを行なわず、かえって願わざるところの悪はこれを行えリ。若し、われ願わざるところを行うときは、これを行う者は…ああ、われなやめる人なるかな。この死の体よりわれを救わん者は誰ぞや。これ、われらの主イエスキリストなるが故に神に感謝す。』……『これ、われらの主イエス・キリストなるが故に神に感謝す。』この悩みを解決してくださる為に、イエス・キリストは十字架について下さったのだ。この死の縄目から解放して下さることの為に、イエス・キリストの十字架はあったんだ……そういうように、この短い一節が、魂の中へグサッと力強く刺し込んできた。……

この時から、イエス・キリストの十字架は、私の犯してきた罪を赦して下さるだけではなくて、この何年間というもの私が苦しんできた罪悪性、罪の性質とも言うべきものから、解放して下さる為にあったのだということを知りはじめた。

イエス・キリストの十字架の、何と深いことか。十字架はただ地上に立っていたのではなくて、その縦の線は、もっともっと深い地の中に突き通っていたのだ。そして地中深く突き刺した十字架はまた、私の心の奥底より芽を出し、湧いてきた私を打ちのめす、罪の根そのものに突き刺さって、その根を引き抜き、焼き尽くして下さるのだ。そこからの、真の解放の為にこそあったのだ。」（『甲田の裾一九七九九年一号より引用）

叔父は、深く聖書を読み、自分の中にイエス・キリストを取り入れる中で、教会のキリスト教への違和感、そして日本のキリスト教への批判も強めていくのでした。そのため、周囲の人から批判を浴び、同じ信者の人からも詐害されていくのでした。だからと言って自分の考えを曲げることなく、頑固一徹で自分の考えを推し進めていったのでした。

「ある教会では、『あまり罪々というと信者が教会に来なくなる。私達の罪は、イエス・キリストが十字架の上で済ませて下さったのだから、私たちはただ信じて行けば良い』と説く。福音を安易に説く所は入りやすいだろう。しかし、魂に深く触れるものを見出し得ないでさっさと去って行く。」（『甲田の裾』一九七九年三号より引用）

「今日若い人達が、キリスト教まがいのものに、沢山入り込んでいくというのは、若い生命の要求にキリスト教会が応え得ないからではないか。今日、キリスト教会は何をなしているのか。思想的に、道徳的に、腐敗に腐敗を重ねつつ、滅亡への道を走り続ける祖国日本を眺めて、何の関心も持たないのか。その無関心こそが既に裁かれているのではないか。（『甲田の裾』一九七九年七号より引用）

叔父を知る入所者のお話では、牧師が急に来れなくなったときは、代わりに信者さんの前でお話しをしたり、牧師さんがあいまいなことを言ったり、不明確なことを言うと、とことん食い下がり意見を戦わせていたそうです。

そんな叔父を詳しく知るきっかけは、先に述べたとおり本当に偶然の重なりです。たまたま姉が同窓会に出て小林慧子さんと叔父のことを話したこと、松丘保養園に教え子の滝田十和男さんがおり、編集部の石田さんと共に遺稿発掘に尽力して下さったこと、これらの偶然が、叔父の作品の数々に巡り合わせて下さいました。

最後に、これらの機会を通じてお世話になった皆様に感謝を申し上げます。松丘保養園の滝田さん、神小沢さんご夫妻を始め多くの皆様、川西園長先生、編集部の石田さん、東北新生園の瀬川さん本当にありがとうございました。

キリスト教については、まだまだ不勉強なので、天国から叔父に怒られそうですが、一から勉強に励みますので、どうか皆様お力をおかし下さい。

〈参考文献〉

小林慧子『年報　新人文学』―北のハンセン病者―　北海学園大学文学部研究科　二〇〇一年

小林慧子『北部保養院の成立と展開』―北海学園大学文学部研究科修士論文―　二〇〇七年

三宅一志・福原孝浩『ハンセン病』寿郎社　二〇一三年

青山陽子『病の共同体』新曜社　二〇一四年

『甲田の裾』二〇一三年四号、二〇一四年四号　国立療養所松丘保養園園長　川西健登

『甲田の裾』二〇一五年一号　国立療養所松丘保養園名誉園長　福西征子

創作

神の国をめざして

北島青葉

一　プロローグ

私はかって一枚の絵を観た。その絵は次のようなものであった。

遠い国へ働きに行った人が仕事を終えて帰る途中、広い野原の一本道にさしかかった。背にした袋は、貯めたお金と妻子への土産で脹らんでおり、その心はすでに我が家に飛んでいた。突然、かたわらの山中から猛獣が牙を鳴らして飛び出して来た。彼は一目散に反対の方へ逃げたが、猛獣の脚は速く、既にその鼻息が聞こえるようになった。彼は死にもの狂いで走ったが、木の根につまづいて倒れた。そこは断崖であった。彼は真逆さまに落ち乍ら、夢中で蔦葛に掴まって宙にぶら下った。頭の上では猛獣が（もう一息で残念なことをした）というように、ふうふうと臭い息を吐いている。彼は恐るおそる崖の下を眺めてみた。幾十メートルとも知れない深い谷底に、何か赤い炎のようなものが見える。目を凝らして見ると、大きな蛇がとぐろを巻いて、大きな口をカッと開いて（獲物よ、早く落ちて来い）というように待ちかまえていた。彼は気が遠くなるような気がした。しかし、落ちてはならないと、両足を蔦葛に絡ませて必死で身を支えた。すると、何処かでカリカリと物を囓る音が聞こえた。何だろうと思ってよく見ると、一匹の鼠が彼の噛んでいる蔦葛の根元を囓っているのである。これではもはや、彼の生命は時間の問題である。彼は観念せざるを得なかった。

しかし、その時彼はふと自分の前に赤い小さな実が成っているのを見つけた。彼はそっと手を伸ばしてその実をとって口にした。実は甘く芳しく、舌がとろけるようだった。彼はひとつ、またひとつと口にいれ続けた。彼は暫くの間、自分が今どのような状態にあるのかも忘れてうっとりした。その絵の題は「人生」というのだった。獣は「災難」であり、蛇は「死」を象徴し、鼠は「時間」を指しており、赤い実は「妻子」であると注釈がついていた。あるいは誰かの小説のテーマを絵に描いたものであったかもしれない。蛇の嫌いな私はその絵をじっと凝視めていると、赤い舌がゆらゆらとゆらめくように見えてきて身震いした。

癩は、私にとってまさにこの猛獣である。自分の選んだ道に、我と我を鞭打ちつつ精進一途であったものを、何故に癩に取り付かれたのであろうか。ああ癩よ、お前は一体何者なのか──。

癩はもはや不治でない時代になっている。早期発見と早期治療、特効薬の使用で、随分沢山の人が全快して、社会復帰していることは確かな事実である。しかし、その反面どのように努力しても治らない人もいる。どの薬に取り替えてみても治らない人も確かにある。いつまでも有菌状態が続く人もある。また、無菌になったとしても後遺症をどうすることもできない。

ある人は言った。「癩になったのも運命である。そしてまた治り得ないというのも運命である。」と──。運命とは何者なのか。自分はこのような道に生きたいと、真実な願いを持って生きていたのにお前は癩の中に死ねよと言うのか。運命よ、お前は悪戯な子供が花の蕾を毟取って、靴で踏みにじるように、私のすべてを蹂躙してもって快しとするのか。崖から落ちた時に微塵に砕けて散ったら良かったものを──。人間を酷使して苦痛の中に死なしめ、もって自分の快楽を恣ままにせんとする暴君の心、それが、運命よ、お前の本心なのか。そして今、癩の苦痛の中に死ねというのか——。

私の友人、優子夫人は死んだ。彼女は入園の時、夫君に連れられて来た。美貌の持主であり、夕闇の庭に咲いている百合の花のような感じの人であった。夫君はまた端麗な貴公子然とした、立派な青年紳士であった。私は偶然、公園で合い、四阿のベンチに腰を下ろして話し合った。二人は代る代る身の上話を聞かせてくれた。

優子夫人は幼少の頃、両親に死に別れ、叔母の手で育てられた。働き乍ら夜間学校に学び、終えて銀行に勤めるようになり、そこで所謂、職場結婚をして家庭を持った。そして三年目に男の子が生まれた。その子供が漸く歩き始めて、誕生日を迎えた前後から体の不調を感じ、大学病院へ行って診察を受けた結果、この癩療養所へ行けと言われたと言う。取るものも取り敢えず、子供は夫君の母君に頼んできたのだという。「私の病気は治りましょうか」と聞かれて、私は「大丈夫」と答えた。

こんな訳で優子夫人と知り合ったが、入園してから彼女は時々私を訪ね、私もまた彼女を訪ねた。彼女の話はいつも夫君の事、残してきた子供の事であった。彼女は入園してから半年までは、順調に良くなっていくようであったが、急に神経痛を病み、その顔は腫れ歪んできた。そして二年目、彼女は目を煩い出し、視力は半減し出し、他人に手をひかれて治療に通う彼女の姿を見るようになった。

ちょうど桜の咲く頃であった。人に手をひかれて治療に行く彼女と擦れ違ったが、彼女は既に私の姿を見分けられない程になっていた。私は思わず涙をこぼしたが、その時ふと向こうを見ると、そこに彼女の夫君が、じっと彼女の姿を見守っているのが見えた。私は夫君と連れ立って公園に上り、腰を下ろした。夫君は言った。

「Kさん、あれは優子でしたね、間違いありませんね。優子はあんなになったんですか。何と可哀そうな優子になったのでしょうか」

夫君はぽろぽろと涙をこぼした。私も思わず貰い泣きをした。

「Kさん、私の母が言うのです。近いうちに治るというならいいが、でなかったら、お前の為、子供の為、優子が可哀そうだが離婚して、子供に新しいお母さんをもらえと……。Kさん私はその事で優子といろいろ話し合いたいと思って来たのですが、あの優子にどうしてそんな話が出来ましょうか。そんな話をしたら優子は死ぬでしょう。Kさん私の胸の内をお察しして下さい。」

そう言って彼は慟哭した。

「私は優子に会わないで帰ります。どうか優子をよろしくお願いします。」

夫君は項垂れて帰って行った。

それから幾月か経って、誰も彼もが浮かれて呑み、また、踊りに夢中になっているお盆の夜、月の光を頼りにそっと部屋を出て、僅かに残る視力で手探り、足探りで行ったのであろう、公園に上って林の中に分け入り、そこに松の木に細い紐で首をつって、優子夫人は死んだ。

夜中に、優子夫人の居ない事に気づいて、皆あちこち捜したがわからなかった。私は、(もしや、)と思って翌朝、公園に上ってみた。そして彼女を見つけた。その死顔は穏やかであった。安心したように見えた。

彼女の手箱の中に一冊の便箋があって、走り書きがしてあった。わずかに残る視力で手探りで書いたのであろう。その文字は乱れて涙が滲み、その行は隣の行へと歪んでいた。漸く読みとれた三行の文字。

「あなた、私はあなたの妻である間に死にたい。ぼうやをどうかおねがいします。ぼうや、ママをゆるしてね」

血を吐くような思いで書いた事であろう。死だけが優子夫人の救いであったのだ。そしてまた、夫君一家の救いとなったと言えるではないか。優子夫人の遺骨は夫君の胸に抱かれて帰って行った。夫君の涙によって彼女の心は満たされたであろう。

死とは、善いものなのか悪いものなのか、わからない、わからない……。

ある人は私に説いて言う、「あなたは前世においてよほど悪い事をした為に、今、癩になって生まれてきたのです。だから神様を信じて、その罪を償って行かなければならない。もし、あなたが短気を起してそれを避けたら、他の親兄弟が癩にならなければならないのです。」

私は尋ねざるを得ない。「前世とは一体どこにあるのですか。そして私は何時、何処で、誰に、何をしたと言われるのでしょう。癩にされなければならない程の大罪とはどのような事を言うのですか。」と。

その人は嘆じて言う。「そのような事を言うから尚更罪に罪を重ねるのです。素直に私の言うことを聞いて神様を信じて行かなければ、癩は治りませんよ。」

御好意は有難いとしても、私は納得できない。この道理を引き延ばしてゆくなら、もし、交通事故で大怪我をしたり、生命を失ったりしても、前世の報いという事になる。もし事故に遭遇した事が前世の報いというなら、怪我をさせ、また死に至らしめた加害者は、その被害者の刑の執行者に過ぎないのであって、何の罪もない事になる。私は、そうですかと言う訳には行かない。

またある人は言う。「自分の祖師達はこう言って教えてくれた。善人すら往生す。まして悪人においてをやと。」

それは、善人が救われるというなら自分のような大悪人は、是が非でも救っていただかなければならない、という意味である。

そこにこそ弥陀の本願はある筈である。まことに信心の窮みとも言うべき麗しい言葉である。そこにおいて善人は救われ、また大悪人も救われるであろう、しかし乍ら、癩者はその圏外にあるのではないか。金色燦然として慈悲忍辱の相に、私の嘆きに目を留めて涙をこぼしたまわず、その手をさし伸べて助けたまわず、また慰めの一言発したまわない。恰もそれは、私の苦悩を知らずかの如くに立ち尽くしておられるだけで、そこにあるのは名工仏師の芸術の影だけではないのか。

また、親友はすすめてくれる、「自分たち人間は生れ乍らの罪人である。ゆえに、神の前に罪を悔い改めて救いにあずかろうではないか。」と。

罪とは何なのか――。私は肉親の者に対し、また他の人に対し力の限りを尽くして来た。罪を犯すような事はして来なかった筈である。悩みながら、苦しみながら、しかし他人様には特別な罪を犯してはこなかった。特に罪人にまでされるような罪を犯した事はない筈である。しかるになおも私を癩ならしめたというのはどういう事なのだろうか。この世は法律の網スレスレのところ、時には網をくぐりぬけ乍ら、誰の目にも悪と思われるような事を平然と続けながら、しかもその人は富み栄え、健やかで幸せに暮らしている。ある意味において、その人は悪を行っているが故に富み栄え、幸せに、健康に、何一つ苦しむ事がないようである。しかも富と名声と幸せを一身に受け乍ら、安らかに大往生を遂げるのである。何という矛盾であろう。そこには、力、すなわち正義であると言える世界があるようである。善に徹し得ず、悪にも徹し得ない凡人中の凡人たる一青年の私は、どのように生きてゆけばよいのかわからず、胸を掻きむしるより他なかった。

かって、明治三十六年、第一高校生であった藤村操が華厳の滝に身を投じて死んだ。彼がその時遺した「厳頭之感」という有名な詩、

悠々たる哉天壌、遼々なる哉古今、
五尺の小軀を以って、此大をはからんとす。
ホレーショの哲学竟に何等のオーソリティに価するものぞ
万有の真相は唯一言にして悉す、曰く「不可解。」
我この恨みを懐いて、煩悶終に死を決するに至る。
既に厳頭に立つに及んで、胸中、何らの不安
あるなし。
初めて知る大なる悲観は大なる楽観に一致するを。

この詩を読んで、随分大勢の男女が、同じ滝に投身自殺をしたという。

死とは何なのであろうか。人間最後の解決になるのであろうか。それとも死は敗北そのものなのであろ

うか。それでは生きるとはどういう事か。人間とは何なのか。人間は迷いに迷いを重ねつつ煩悶の中に徐々に自殺しつつあるのだとは、哲学者の言葉であるが、それはそのまま私の姿そのものである。

自ら死を選んだ優子夫人は、恋に生き、愛に生き、そして愛のうちに死んで終った。弱かったと言うかも知れないが、死ぬ勇気を持っていた。それなのに私は、先の絵の旅人と同じで、掴った手を放すだけの勇気が無い。

死んだ後どうなるのか、死後の世界というのは有るのか――、何もかも私には分からない。

二　新しい生命の発見

私は悶々の心を紛らす為に時々町に行き、先ず書店で新刊書をひと通り見て、それからデパートを一巡りしたり、時には図書館に行って好きな本を読んだりした。

その日は真直ぐデパートに行って、それから南へずっと住宅街まで、人通りや車の少ない裏通りを放心したように歩いていった。暫く行くと幼稚園があって、ちょうど帰る時刻だったのだろう。大勢の園児たちがぞろぞろと出て来て、右と左に別れて行った。すると少し遅れて一人の女の子が出て来た。それを見て私はハットした。それはつい今しがた見た、デパートの飾りコーナーに飾ってあった、フランス人形と全く同じように可愛らしかったからである。白い上着、赤いスカート、白い帽子、靴……。私がそこにいたので女の子は足を留めた。二人の目が合った時、二人は思わず微笑んだ。私は声をかけた。

「あなたの家はどちら?」

「私、こちらに行くの。」女の子は右の方を指さした。

「じゃ、一緒に行きましょう。」手をとって一緒に歩き出した。

「名前はなんて言うの?」

「まりこって言うの。お兄ちゃんは?」

「まりこちゃん、可愛らしくていい名前だね。僕はKというの。」

「じゃあ、Kのお兄ちゃんね。」

女の子は自分の歩調に合わせながら歌を歌い出した。

「主イエスの道を行こう、真直ぐに。真理の道を歩こう、迷わずに。主イエスの道です。真理です。いのちです。いのちの道を歩こう。終りまで。」

「まりこちゃん、その歌、何の歌?」

私が尋ねると、まりこちゃんは驚いたという風に足を止めて、私をじっと見つめた。なんという美しい瞳だろう、と思った。黒曜石の輝く瞳だ。天使の瞳とはこんな瞳だろうと思った。「お兄ちゃん。これ讃美歌よ。お兄ちゃん神様さまを信じていないの?」私は自分の心を見透かされた気がしてどきっとした。

「まりこちゃん、僕はね、どうしても神さまがわからないの」

「Kのお兄ちゃん、じゃ今度一緒に教会に行きましょう。私ね、おばあちゃんといつも日曜には教会に行っているの。ね、そうしましょう、あら、ここが私の家よ。さあ。入りましょう。」まりこちゃんは私の手を放さないで、どんどん門から入っていった。そして玄関から右の方に曲って座敷の縁側に立った。

「おばあちゃん、ただいま。お兄ちゃんのお客さまよ。」

「まりこちゃん、お帰り。さあ、お客さま、お上がり下さいまして、御一緒におやつとお茶をいただきましょう。」

私はすすめられるままに座敷に上って、テーブルの前に座った。おばあちゃんと言われる人は、白い方がずっと多い長い髪の毛をきちんと結っておられた。きっと、若い頃からそういう結い方をして来られたのだろうと思った。そして、何と美しく老いられたことかと思った。お茶をすすめてくれながら、おばあちゃんは色々な事を話してくれた。まりこちゃんの両親がアメリカの大学に招聘されて行き、来年は帰る事になっていること、両親としてはまりこちゃんを連れて行きたかったようだが、おばあさんが淋しがると思って置いていってくれたこと等を話してくれた。

まりこちゃんは、

「私のパパとママを見せてあげましょう。」と言って写真を持って来た。おばあさんによく似た男の人、その横に、まりこちゃんが大人になった時の顔を思わせる女の人が、赤ちゃんを抱いている姿が写っている写真だった。

「これTちゃん、私の弟よ。」赤ちゃんを指さして、まりこちゃんは言った。

やがて帰ろうとした時、おばあさんは言った。

「あのね、Kさん、私は若いとき本当に困る事が出来て、いっそ死んでしまおうかと思った事があったんです。その時、友だちにすすめられて教会に行くようになり、本当に心の頼りどころを与えられた気がして、ずっと信じてまいりました。それから息子夫婦も、この子もずっと受け継いでくれました。私は本当に有難いと思っています。あなたも若いのですから色々な問題もありましょう。何か思案に余るようなことがあったらいつでも話にいらっしゃいな。お力になる程の事も出来ませんけれど、きっと神様は善い道を開いて下さいますよ。」私は黙って頭を下げた。

まりこちゃんが言った。

「ねえ、お兄ちゃん、また来てちょうだいね。」

「はい、きっと参ります。」

「じゃ、げんまんしてよ。」

私は心の内に何か恐れるものを感じながら拳万した。もっと居たいような心にひかれながらも、そこを辞した。そして、道を歩きながら物思いに耽った。（おばあさんといい、まりこちゃんといい、神を信じて少しも疑うことがない。全く清らかな心の持主ばかりだ。それにひきかえ、私は迷える悪魔であり、肉体ばかりか心までも癩に取りつかれている。私はどうして、また何によって生きていったらよいのか――。語り合う友もない孤独だ。こんな話を誰にすることが出来るか。誰も彼もが言う、癩なんか治るものではない、なるようにしかならないのだし、どうせ短い生命なんだから面白おかしく、楽しく暮らしてゆくのが一番賢明だと――。そうかも知れない。しかしそのように生きられる人は幸せなのだろうが、私はそういう心にはなり切れない……）

私の足はいつの間にか癩園を見下ろす丘の上に立った。秋の陽が真紅に燃えながら、くる〳〵回るように沈んで行く。

白い雲が、見るみるうちに茜色に染まってゆく。私は、丘も園も濃い闇の中に没するまで茫然と佇ち尽くした。

九月のある朝、園内放送で聖生会からのお知らせがあった。

「今日、東京から先生が来られるので、午後から集会がありますどなたでもおいで下さい。」

というのであった私は思い切って行ってみることにした。

教会の前まで行くと、信者さん達が入るのと一緒になった。私は思わずそこを通り過ぎて、そのまま裏山に登ってしまった。――何と意気地なしだろう。自分で決心しておきながら、人の顔を見て止めてしまうなんて馬鹿の骨頂だ、もう一度やり直しだ――公園を一廻りして教会の前まで行くと、今度は誰も居なかった。耳を澄ますと、中はしんとしていた。教会という所は、あのおばあちゃんやまりこちゃんのような心の清らかな人の行く所で、私のように芥箱のような心の持主の来る所ではない……そう思って帰ろうとした途端、戸が開いて中から中年の女の人が出て来た。

「ようこそ。どうぞ中へお入り下さい。もうすぐ始まりますから。」と言った。もはや帰ることも出来ず、目をつぶって中に入り、一番後に小さくなって座った。

讃美歌が歌われ、お祈りが終ると、先生は立ってお話しを始められた。

「皆さん、もう一度聖書の御言葉をお読みします。またイエスは道の途中で、生まれつきの盲人を見られた。弟子たちは彼についてイエスに質問して言った。『先生、彼は盲目に生まれついたのは、だれが罪を犯したからですか。この人ですか。その両親ですか。』イエスは答えられた。『この人が罪を犯したのでもなく、両親でもありません。神のわざがこの人に現われるためです……』皆様、その頃のユダヤ人たちは、人間が健やかで生まれるということは、神様の祝福を受けてくることであり、こういうように片端で生まれてくるということは、神様の呪いを受けてくるという、所謂、刑罰観念を持っていたので、弟子たちがイエスに尋ねたのです。『先生、この人が盲目で生まれたというのは、本人が罪を犯した為ですか、それとも両親が罪を犯した為ですか』と。昔より今日まで、人間の世界にある不幸は何の故であろうかと、ということは、深い深い謎を秘めた言葉ですね。その時そこに座っていた生まれつきの盲目のその人は、物心ついてから今日までどれ程この問題を考えて悩んできたことか……『ある人は私が罪を犯したからだという。しかし母の胎内で私が、何をしたというのか。では両親だろうか。貧しい中に自分のようなめくらが生まれたので、何とかしてこの目を治してやろうとして、あれだこれだと金を使い切って尚一層貧しくなってしまった。少しずつ大人になってきた私は、両親のもとに居るのが辛くて家から離れて、こうやって乞食をしている。あの両親がそんな悪い事をする人でないことは、世間の人だってちゃんと説明してくれる。善人そのものだ。それなのに自分はこんな盲に生まれてきた。何故なんだろう……。そして今、どんな人達か知らないがぞろぞろと来たかと思うとその人たちは先生と言われる人に聞いた。この先生は何と答えるだろう……。』彼は耳を澄まして聴いておりました。するとその先生、つまりイエスは、はっきりとおっしゃいました。この人が盲目で生まれたのは本人が罪を犯した為でもなく、また両親が罪を犯した為でもない。神のわざがこの人に現われる為である、とおっしゃってつばきで泥を捏ね、その人の眼につけて、あそこのシロアムの池に行って洗いなさいといいました。彼は心の中で考えた事でしょう。『何か汚いものを眼の中に摺り込んでくれた。これをシロアムの池に行って洗ったぐらいで見えるようになるんだろうか。しかしながら、この人のお言葉はりんとして力強かった。たとえどういう事になろうと、そこに行って洗ってみなければならない……。』彼は杖で探り探り、池へ下りる道を確かめて水際へ行き、杖をそこに置いて両手で水を掬って、顔を洗う時のように眼を洗った。幾度も幾度も洗った。彼の目には何かちらちらと見え出した。彼はまた洗った。そして彼の眼は見えるようになった。

『振り仰ぐキラキラ光る、あゝ、あれが太陽なのだ。青空というからにな、あの空の色は青色なのだろう。何と深いきれいな色だろう。ぽかっと浮いているのは、あれは白い雲というのだろう。向こうの方で鳴いている小鳥、何と可愛らしい姿をしていることだろう！。今まで色いろなものに手で触って、形は見当がついたけれど、もう、どんなに考えても色というものはわからなかったのに、今、眼が開いて初めて色という世界がわかった。あゝ、足元に咲いているこの花。今まで幾度も触ってみたことがある。これが赤い色というのだろう。なんときれいな花だろう。形の良さ、そして香りの良さ、水々しいいのちに溢れるような咲き方をしているではないか。この草この木は、これが緑の色というのであろう。何から何まで美しい色をしており、輝かしい光を放っている。あゝ、踏みしめる大地の黒土よ、不思議な力をたくわえているのが感じられる。あゝ、眼が見えるようになったんだ！イエスと言われるあの方によって見えるようになったんだ。あの方が、神のわざが現れる為だとおっしゃった時、どういうことだろうと不思議に思ったが、私の生まれつきの盲の眼を治して下さる事を言われたに違いない。神様、ありがとうございます。あの方は神さまの救い主に違いない。イエス様と呼ばれていたから、イエス・キリスト様に違いない。イエスさま、ありがとうございます。あなたさまのお陰で、私の眼はこんなによく見えるようになりました。私はこんなに輝かしい光に中で眼をつぶっていたのでございました。今は本当に直にこの眼で、その美しさとすばらしさと、生命と力とに満ち溢れている自然の万物を見る事が出来ました。確かめることが出来ました。肌で触れることが出来ました。私は何と感謝したらいいでしょう。早くあの方にお目にかかってお礼を申し上げなければ……。』

彼は、見えるようになってもはや必要のない杖を、今までの習慣で手に取って、しかし今度はそれを引き摺りながら歩いて行きました。『あゝ、イエスさまの声を聞いた所は此所だった。私が敷物にしていたものもちゃんとある。私の眼を治して下さる為に、今日わざわざここにおいで下さったのだ。何とありがたい事でありましょう。あゝ、イエス様は本当にメシアであるに違いない。神様であるに違いない。早くお目にかかってお礼を申し上げたいものだ……』彼は感涙の涙にむせんだことでありましょう。皆様、以前あるところでこの話をした時、ある方が私にこう言いました。『先生、それでは、この人は神様の道具とされる為に二十年、二十五年という長い年月、暗黒の中に閉じ込められてあったのですね。神様には御都合がいいかも知れませんが、この人にとっては迷惑なことでしたね。』と。私はその方に申し上げました、『人間の頭脳で神様の御わざをはかってはなりません。普通に生まれた人は、見えるという事はあたり前の事として、毎日何の感謝もなしに過ごすではありませんか。それなのにこの人は、その眼に写るところの一本一草の中に、神の御いのち、神の御栄光、御手のわざをひしひしと感じとったと、何とすばらしい、輝かしい事であろうかと感謝しまつることでありましょう。普通人の眼に見る事の出来ない事を見、感ずる事の出来ない世界を感じとって、神様に御栄光を帰しまつるのですから、かっての日の、二十年、二十五年の暗黒の世界何するものぞ、でしょう。否、その暗黒の時代あってこそ、この輝やかしい世界を感じとること事が出来るのだと思う時に、彼の心はどんなに感謝に満ち、栄光に溢れる事でございましょうか。

皆様、救いの恩寵はただに、現在から将来に向かってゆくばかりでなくて、過去の暗黒をも照らし、恩寵の恵みの泉は過去にまで遡ってこれを潤して、一切のいっさいを新しく生かして下さるのであります。それがイエス・キリスト様の与えて下さるところの救いであり、神の国です。皆様方が今日まで、自分は何の為にこんな病気になったのだろうか。自分が罪を犯した為だろうか、それとも両親が悪いことをした然であろうか、それとも前世の罪の為、あるいは因縁の為かと思い悩んで来られたことでしょう。皆さん、私ははっきりと申し上げます。皆様が御病気になられたのは、皆さんが罪を犯したのでも両親が罪を犯したからでもありません。また前世の罪や因縁の為でもで決してないのです。皆さんは今日ここで、イエス・キリストさまによって御救いをいただく事の為でございました。イエス・キリスト様を信じましょう。このお方を、我が救い主としていただきましょう。

神様の御愛にたって静に過去を顧みる時、誰も知りはしませんけれども、他人に言われない罪の数々が心にせまって来る筈です。あの時あゝいうことした。この時こういう事をした。あゝ、あんな事をしなければ良かったものを、大それた事をしてしまったと、心ひしひしと責められる、そういう事が沢山あるはずではございませんか。十字架について処罰されなければならない一人でありますのに、神の子イエス様が代わりに死んで下さったとは、何とまあ、有難いことでありましょう。何ともったいないことでありましょう。皆様、私達はこのイエス様を信じないではおられないではありませんか……」

私は、先生の語られる力強い一語一語に、いつの間にか引き入れられていた。神様の御臨在がひしひしと感じられて、いつの間にか涙を流していた。会堂には三十人あまりの人がいたが、その人たちの事は少しも意識せず、私はただ一人、神の御前に跪いて、先生の口を通して語られる天来の声に全身全霊を傾けた。

先生は語り終えられて、

「皆様の中に、これから新しく神様を信じてゆく決心をした方がおられるなら、前に出て来て下さい。お祈りしてあげましょう。」と仰言った。私は涙でクシャクシャになったままで先生の前に跪いた。先生は私の頭の上に手を置いて、お祈り下さった。私は思わず声をあげて泣いてしまった。うれしかったからである。有難かったからである。私が、長い長い間求めていた方はこの方であった。暗闇の中から手探りで求めていたのはこの世界であったのだ。そして、泣きながら、はじめてお祈りをしたのだった。

一ヵ月ほど経ってから、町の書店で、皮表紙の文語訳、引照付、旧新約聖書と、讃美歌や聖歌集を買った。そしてまりこちゃんの家に急いだ。それはおばあちゃんに何もかにも話して、まりこちゃんの帰らないうちに失礼しようと思ったからである。

おばあさんはにこやかに迎えてくれた。私はおばあさんの前に、自分の履歴や、今、癩園で治療している事、先日、教会へ行って救いにあづかったこと等を話し、自分がお邪魔して、万一まりこちゃんにうつしでもしたら大変だから、あと来ないつもりだと結んだ。おばあさんはおだやかな顔で聞いておられたが、ゆっくりとこう言われた。

「Kさん、あなたはそんな秘密までよくお話し下さいました。ありがとうございます。Kさん、あなたの御病気は、神様がイエス様のところに引き寄せて下さる為の愛の綱でございましたね。魂が救いに与ることが出来ましなたら、今度はきっと治して下さいます。私、信じます。まりこは神様が守ってくださいますから大丈夫です。あの子は父母がいないせいもありましょうけれども、あなたを兄のように慕って、今日も来てくれない、どうしたのでしょうと、いつも話しております。どうぞ、これからもおいで下さいましな。」私は何も言えなくて、おばあさんの前に頭を下げた。

そのうちに玄関で、

「おばあちゃん、ただいま。」と言う声がした。

「あゝ、まりこちゃん、お帰り、今日はKのお兄ちゃんが来ていますよ。早くおいでなさい。」すると、まりこちゃんは走って入って来て、私の前にちょこんと座った。

「お兄ちゃん、どうして来てくれなかったの?、どこかへ行ってたの?、まりこ、待ってたのよ。」

「まりこちゃん、すみません。少し用があったものですから。あのね、僕はね、教会に行くようになりました。イエス様を信じるようになって、お救いをいただきました。私をイエス様に連れて行ってくれたのはまりこちゃんです。まりこちゃんは私の先生です。まりこちゃん、ありがとう。今日はあの時うたってくれた歌を、一緒に歌いたいのです。」

「主イエスの道を歩こう、真直ぐに。真理の道を歩こう。迷わずに……」三人は声をそろえて歌った。そのあとでお茶とおやつをいただき乍ら、色々な話しをした。そこは天国であった。私は帰り際に聖書の白紙の所を開いて、

「ここに何か一言づつ書いて下さい」と頼んだ。おばあさんはペンをとって

「あなたに神のわざがあらわれる為である」と書いて下さった。

まりこちゃんは、

「イエスさま、ありがとう、まりこ」と書いてくれた。

私は信仰に入ってから、それまで読んでいたすべての本をやめてただ聖書一巻に集約して読むようになった。朝夕、教会に行ってお祈りをし、祈りつつ聖書を読んでいった。私は以前、聖書を手にしてみたことがあった。しかしそこには、砂をかむような系図が並んでおり、やっとそこを通り越すと、マリアという女が男によらないで子供を産んだことが記されてあった。そして生まれたイエス・キリストが手を置くと、どんな病も癒やされ、また水の上を歩き、十字架につけられて死んでから三日目に復活して、天に上ったというのであった。どの宗教にもあるような、神がかり式誇張法で書かれてあった。（キリスト教もまた同じ―）そう思って私は読むのを止めてしまったのだった。

しかし乍ら今度は違う。私は私を救って下さった主イエス・キリストの御言葉として、心ひきつけられて聖書を読んだ。マリアの処女受胎も、神がなしたもうのであるなら何の不思議もない事だ。人間なら不可能があろうか、神がなしたもうところに何の不可能があろうか、という一点に心を置く時に、そのような事は少しも矛盾と考えられなくなったしまった。殊に私の心を感動させたのは「山上の垂訓」である。「心の貧しき者はさいわいなり、天国はすなわちその人のものなればなり」イエスは第一声にこう言われた。「心の貧しき者……」人間的な色々の思いを振り捨て、イエスの前に身を低くして聴く時、本当にさいわいをおぼえた。「天国はあなたのもの」だと言われるのである。何とさいわいなことか。そのさいわいは、人間的、また地上的さいわいでなく、天的、永遠的幸だと言われるのである。それを心の底から受け取る事の出来ることは無上の光栄だった。最早、人間の世界における文学も哲学も、この神の国の真理の前に影を失って、私の心の中から消えてゆくのを感じた。

「哀しむ者はさいわいなり、その人はなぐさめを得べければなり」とはまた、何と矛盾に満ちた言葉であろうか。喜んでいる人、楽しんでいる人、そういう人程、しあわせである筈なのに、イエスは敢て「哀しむ者はさいわいなり」と言われた。ここにキリスト教真理のパラドックスがあるときいて、私は本当に心の底から感動した。—自分ほど不幸な者はない、どうしてこのような目にあったのだろうと、自分自身の胸をかきむしるような悩みの中に陥ちこんだのであったが、それこそが神を見出す手掛りとなったことを思う時に、私はただイエスの御言葉の前に頭を下げるだけであった。

「あなた方は地の塩である世の光である」とも仰せられた。私のような愚かな者を、そのような御期待の中において下さるとは、何と有難く、何ともったいない事であろうか。何も出来ない自分ではあるが、この身、このまゝを献げる他ないと思った。野の百合を見よ、栄華を窮めたソロモンでさえ、この百合には及ばなかったのだとイエスは言われた。ソロモンは確かに誰も及ばない栄華を窮めた中に生きた人ではあるが、その栄華の陰に滅亡を宿していたのである。しかるにこの百合の花は、見る人の心を創り主なる神に向かわしめ、永遠の命を慕わせてくれる。造化の主の極みである。

「空の鳥を見よ、蒔くことなく刈ることをせず倉に蓄うることなし、しかるに汝らの天の父はこれを養いたまえり」本当にそうである。すべてのものは神の御手の中に安んじて生きていることである。「この故に、明日のことを思いわずらうなかれ、明日は明日のことを思いわずらえ、一日の苦労は一日にて足れり」と仰せられた。何という大平安であり、大確信であろう。神の御手こそ、まさにこの世ながらの神の国である。

イエスが山を降りられた時、一人の癩病人が麓でイエスを待ち受けていた。そしてはるかに離れて叫んだ、「主よ、私を憐んで下さい。」と、イエスはその癩者の側に足を運ばれて、手を彼の上に置かれ、「治りなさい。」と言われた。すると癩はすぐ治った。今日でも癩は難治と言われるが、イエスの前には難治といわれるものはひとつもない。イエスのもとに来た病人は、すべて即座に癒されたのである。

会堂を司っているヤイロという人があった。娘が死にそうになっていたので、イエスの所に飛んできて、娘の病を治していただきたいと願った。イエスは一緒に出かけられた。その途中のこと、十二年もの間、血の病に苦しんでいた一人の女が、群衆のうしろからそっとイエスに近寄って、その着物の裾に触った。その女の人は病にかかってからあちこちと医者をたずね歩き、なおその病は悪くなっていった。しかし、主イエス・キリストは、きっと自分の病を癒していただけるにちがいないと思った。自分の病から、表向きお願いすることが出来ないので、そっと、うしろから来て触ったのである。そして触った途端、癒されたのであった。イエスは、御自分の中から力が流れて行くのを感じられて、振り向いて言われた。「だれかが、私にをさわったのです。私から力が出て行くのを感じたのだから。」女は恐るおそるイエスの前に出て、ひれ伏して告白した。イエスは言われた。「娘よ、あなたの信仰があなたを直したのです。安心して行きなさい。」と。イエスがヤイロに伴われて行った時、娘はすでに死んでいた。大勢の人が、泣きながら弔いの支度をしていた。イエスは両親だけを残して皆を外に出し、三人の弟子を連れて死んだ娘の部屋に入り、そして娘の手を取り復活なさせたもうた。（ルカ八：四一～五五）

何故、両親だけがそこに残されたのか……。両親以外の人の涙は同情の涙であり、貰い泣きであり、すぐ乾く涙である。しかし娘に死なれた両親の哀しみはいつまでもである。真実があるところにだけ、イエスは奇跡をなしたもうた。奇跡は人を躓かせるところのものではない。奇跡こそ、イエスは真実、神の子として受け入れることの出来る手掛りであり、天国を開く鍵であると言えよう。

救いといい、天国といい、単なる精神的状態で終るものではない。肉体の中にも実際化してこそ、真の天国であると言えよう。もちろん病が治らないで終る時もある。しかしながら、天国を目指して歩む者に、その病は決して妨げになるものではない。それを乗り越えのりこえしてゆくところに、信仰が訓練されてゆくのである。

一本の歯を抜く為の細い注射針にさえ、悲鳴をあげる私には、主イエスの十字架の苦痛がどのようなものであったか、到底とうてい想像する事が出来ない。両手両足に釘を打たれて命を削る激痛の中で、「父よ。彼らをお赦しください。彼らは、何をしているのか自分でわからないのです。」と、父なる神の前にとりなしをされた。いかなる聖人君子といえども、なし得るところではない。しかもなお、同じ十字架上で悔い改める人を救いに導き、御自分の母を愛弟子に託しておられる。そして、「わが神、わが神。どうしてわたしをお見捨てになったのですか。』と、悲痛な叫びをあげられた。万人の罪のすべてを御自身に負いたもうイエスは、もはや神の御子ではなくて、罪の責任者として罰を受けておられるのである。人の目には、主イエスがただ一人、カルバリで十字架についておられるように見えたであろうが、天上においては、父なる神もまた、御自身を十字架につけておられるのである。「全地が暗くなって」とは、そのことを象徴しているのである。この事を思う時、誰一人、神の前におのれ自身を悔いて跪かない者があり得ようか。

罪なき神の御子が十字架上において死なれ、罪を犯した人間がこれを嘲り、他人事として眺めていたのである。

このような大矛盾があって良かろうか。そしてこのことは今もなお続いているのである。イエスは、死なれてから三日目の朝、東の空がようやく明け初めんとする頃、復活したもうたのである。かねて予言しておられたように、まさしく蘇りたもうたのである。死んだのはイエス御自身ではなくて、死そのものが死んだのである。

イエスの復活は、「死」が生命に飲み込まれたことであり、御あながいの光栄ある勝利の完成であり、それがそのまま私達の義認の確証となったのである。

御復活のイエスは、大勢の弟子達に御自身をあらわして、その信仰を確かなものとなし、程なく遣わされる聖霊降臨を祈り持つべくお命じになって、天の父のもとに帰られたのであった。

三　聖なる世界

志の半ばに癩を病み、死生の暗夜をさ迷いつつある時、はからずも神を知り罪を知り、罪を悔い改めて救いに与った私は、この福音こそただ一つの救いであることを思い、友人や知人みんなに伝えて、皆救われるようにという願いを持った。そして機会のある毎にこの福音を伝えたが、誰も受け容れてくれなかった。

「あいつはキリスト狂信者だ。」「信仰というものもほどほどにしてこそ良いものを、あ、なってはどうにもならない。」と、陰口を言われるようになってきた。私は大きな失望を感じ、聖書を読んでも味気なく、祈りにも力が失くなって無気力になっていた。

教会に行くようになって半年ぐらい経った、ちょうど花見の頃であった。私は黄昏れ刻、いつもの習慣で聖書を手にしながら丘の上を歩き回り、歩き疲れて草原に腰を下ろしてごろりと横になった。若草の匂いがぷんと鼻にしみこんで来る。茜雲が次から次と静かに流れてゆくのを見つめながら、物思いに耽っていた。すると、草を踏みながら近づいて来る人があった。誰だろうと思って振り向くと、T子だった。

「Kさん、こんな所で一人、何をしているの?。」

「散歩に来て、それから読書をしていました。」

「そう。私は三内霊園の桜を見てきたの。とてもきれいだったわ。それからあの道路をずっと一巡りして、今帰るところよ。」そう言いながら彼女は若草の上へハンカチを敷いて、腰を下ろした。

T子は、高校を出てOLで働いていたというが、OLというよりもホステスという感じだった。彼女は軽症で、どこに病気があるのかと思われる程であり、だれと仲良くなったとか、今度は別な人と縁談があるとかと、若い人たちの間でいつも噂される人気の中心人物であった。

彼女は私の傍らにある聖書を目につけた。

「それ、何の本なの?。」

「バイブルです。」すると彼女はそれを手に取ってパラパラとめくって、暫くじっと読んでいたが、

「Kさん。神様って本当におられるのかしら。天国って本当にあるのかしら。」

私は答えた。

「天国も神様も本当に実在していますよ。でなければ僕は信じませんね。」すると彼女は、

「神様が本当におられるんなら、どうして私をこんな病気になんかしたのでしょう。私、そんなに悪い事なんかしたことないわ。」

彼女はしなやかな躯をなまめかしくくねらせながら、私の方へ向き直って座った。今夜は公民館で花見の催しがある。時々太鼓や歌声が風に乗って聞こえてくる。今夜こんな所へ来る人は一人もいない。

彼女はじっと私を見詰めながら言う。

「Kさん、天国って死んでから行く所でしょう。私、死んでからどうなったってかまやしないわ。死んだ後の天国より、この世の天国が欲しいわ。生きている間の楽しみがほしいわ。」

彼女の目には情炎がゆらゆらと燃えているようだ。手を伸ばせば届く所にいるのだ。餌物が自分の方に駆けてきた時、それに飛びつかない猛獣がいるだろうか。私の身体は火がついたように熱くなり、野生的血が嵐のようにぐるぐる回転しはじめた。私は神を忘れ、自分を忘れようとした。

その瞬間だった。彼女は何を思ったか、ぱっと立ち上がって聖書を私に投げ返しながら、

「Kさん、私、あなたのような聖人君子は嫌いよ。」

そういって駆け出し、その姿はたちまち夕闇の中に見えなくなった。

―その後私は教会の会堂に誰もいないのを見計らって、一人、神の前に座って懺悔の涙を流した。聖書

を開いて読んでゆくと、「いにしえの人に告げて、姦淫することなかれと言えることあるは、汝らが聞きしところなり。されど我なんじらに告げん。凡そ女を見て色情を起す者は、心のうちすでに姦淫したるなり」（マタイ五：二七）心の中で色情をもって女に相対した者は、既に姦淫したのと同じだと言われる。本当にそうなのであろう。私は確かに姦淫の大罪を犯した。彼女は逃げて行ったので—何故逃げたのか、私は知るよしもないが—私は実際上は何もしなかったが、心の中ではあきらかに姦淫を犯していたのだ。T子は「あなたのような聖人は嫌いよ。」と言ったが、「聖人」とはあまりにもかけ離れた、どろどろの醜い自分である。

神様は大きく眼を剥いて、私を睨んでおられたにちがいない。「神を信じながら姦淫罪を犯すとは何事だ」と怒っておられるに違いない。私は、そんな心の責を感じながら怖るおそる聖書を開いて読んでいった。「およそ、兄弟を憎む者はすなわち人を殺すものなり」（Iヨハネ三：一五）とあった。ここに、私を目の敵にして、いつも何かにつけて攻撃してくる人がいる。私はその人が嫌いだ。出来るだけ避けるようにしているが、無性に腹が立つ。しかし、怒り憎むことが既に殺人罪だという。私は殺人罪を犯し続けているのだ。

先日、一人の友人が物を失くした。それをある人が持っているのを私は確かに見た。しかし友人からその品物を知らないかと聞かれた時、わたしは「知らない」と言ってしまった。「いつわりの證を立つる勿れ」（マタイ一九：一八）いつわりのあかし……つまり偽証してはならないと聖書ははっきり言っているのに、私は偽証罪を犯している。

「盗む勿れ」（マタイ一九：一八）以前、会社に勤めていた頃、それは当然の事として誰しもがしていた事だが、その当時使っていた会社の品を二、三点、今もそのまま持っている。いただいたのではない。無断持ち出しの品であり、早く言えば盗んだのと同様である。そう思って見れば、その品の一つひとつが「お前盗まれて持って来られたのだぞ。」と叫びたてているように思えてくる。

つい暫く前まで私は、聖書の言葉を感激を持って読んできたのであった。力づけられた同じ聖書の言葉が、今度は一言一言私の心を突き刺して来る。責めたててくる。

「お前は姦淫を犯した、人殺しをした、偽証をした、盗んだ。」と言って責めたててくる。そして私は、それに対して一言半句の申しひらきも出来ないのだ。

ある時、一人の先輩はこう言ってくれた。「イエス様はどんな罪でも赦して下さるのですから、私はそれを信じてゆくのです。信じてゆきましょうね」と。単純素朴に信じられれる人は本当にさいわいで、羨ましい。私自身も単純な信仰でありたいと願ってきたが、今、神様は私を「お前はイエス・キリストの血を信じていながら罪を犯しているとは何ということだ」と責めてくる。神様に責められて、私は悲鳴をあげるだけである。

また、別な先輩にも同じく罪と赦しについて尋ねてみた時、こう教えてくれた。「人間というものは皆そうなんですよ。私もまた同じことです。だからイエス・キリスト様を信じて、少しずつでも神様に近づかせていただこうと、努力していかなければならないのです。それが私たちの信仰なんですよ。」私はその時、なるほどと思った。さすがに先輩だけによいことを教えてくれたものだと思った。しかし今はとうていそんな言葉で、自分の心を満足させているわけにはゆかない。それでは人間の心の罪、醜さの上に信仰というかくれみのを被せて、麗わしく飾ってゆこうと言うことになってしまうのではないか。イエス様は「汝らは白く塗りたてる墓に似たり。外はうるわしく見ゆれども内は骸骨とさまざまな汚れにて充つ」（マタイ二三：二七）と言っておられる。

人の目にはどのようにでも繕えるが、神様の前には繕いようがない。心の底まで見通していらっしゃる神様の前に立たされて、身動きが出来なくなってしまったのである。

こうして追い詰められてしまった私は、じっと踏みとどまって考えてみた。

イエス・キリスト様は私たちを救って下さるそのことの為に、御自分を十字架に献げて犠牲となられて、贖いの道をひらいて下さった。そうであるなら、イエス様を信じる私も又、自分の欲望に打ち勝って神の道ひとすじに精進努力し、心を清くし、そして行い正しい人となって天国へ入れていただかなければならない。

私は自分自身に鞭打って聖書を読み直し、祈りをはじめ、力の限りを尽くしていった。しかし、そうすればする程ますます心の中に罪の思いが、泉のように湧いてき雑草のように次から次へと芽を出して来る。摘んでも摘んでも生えてくる。

それをどうすることも出来ない。私はついに力尽き果て、絶望のどん底へ落ち込んだ。

苦悩の毎日を歩み続けながら、ある日町へ出て、教会の先生を訪ねてみた。先生とは顔見知りであった。ちょうど先生がおられたので、私は自分の悶々の信仰の姿をお話して、どうしたらここから抜け出られるか、教えを乞うた。先生はじっと私の顔を、視めながら聞いておられたが、やがて静かに言われた。

「Kさん、あなたのお気持ちはよくわかります。それはあなた一人の悩みではないのです。イエス様を信じるすべての人の悩みでもあるのです。ここを御覧なさい。ロマ書七章にあるのですが、昔、パウロという大先生が同じ悩みを持って書いたのです。『そは、わが行うところの者は我もこれをよしとせず、我が願う所のもの我これをなさず、わが憎むところのもの、われこれをなせばなり。もしわれ願わざるところのものを行う時は律法を善とす、しからずば今よりこれを行う者はわれにあらず、我におるところの罪なり。善なるものはわれすなわち我が肉に居らざるを知る。そは願うところわれに在れども善を行うことを得ざればなり、われ願うところの善はこれを行わず、かえって願わざるところの悪はこれを行えり。若しわれ願わざるところを行う時は、これを行う者はわれにあらず、我に居るところの罪なり。この故にわれ善を行わんと思うときに悪のわれにおるこの一つの法あるを覚ゆ。そは、われ内なる人については神の律法を楽しめども、我が肢体に他の法ありてわが心の法と戦い、われを虜にして、我が肢体の中におる罪の法に従わするを悟れり。ああ、われなやめる人なるかな、この死のからだより我を救わんものは誰ぞや』といって書いているのです。パウロのような大先生でさえなおこうであったのですよ。まして私達のような凡人は尚更のことでございますよ。焦らないで行きましょう。先は長いのですから、じっくりと踏みしめて行く事に致しましょう。」

牧師さんは神様の御手の中に自らを持し、そして人々に教えて来られたのだから、私から見ればそれは清らかな道を歩いておられるであろう。私のような苦悩を他人事として冷静に見ることが出来るのであろう。しかし私としては死活の問題なのである。私の魂が天国に行けるか地獄に堕ち込んでしまうか、二つに一つの事だから、じっとしてはいられない。

私は帰り道、誰も見ないところに腰を下ろして、聖書を開いて、先程先生が読まれたロマ書を読んでみた。そして、本当に自分と同じよう悩みを書いてくれたパウロという人に、言葉に尽くせない親しみを感じた。それはそのまま私の悩みであり、私の悩みはそのままパウロという人の悩みであるのだ。

（あゝ、ここにパウロという人がおられたなら本当に聞いてみたい。あなたはそこからどうして抜け切る事が出来たのですか。その秘訣を教えて下さい。それともあなたは、その泥沼の中で、のたうち回りながらついに死に果てたのですか。どちらなのですか。私は今、踠けばもがく程泥沼の中に沈み込んで、悲鳴をあげているところです、と—。神様は何処におられるのか。私のような罪人には用はないと、ソッポを向いていらっしゃるのだろうか……）

一縷の望みをつないで先生を訪ねながら、帰途は更に深い絶望に落ち込んでいた。

この深い呻きの中で日は過ぎていった。しかしこの苦しみはあくまで心の中のことで、誰も気づいた人はなかった。

そんな中で「決心して洗礼を受けて、正式に教会に入りなさい。」とすすめてくれる人があった。心の中にはそのような葛藤が渦をなしていたが、もし、イエス・キリスト様を信ずるという信仰を告白する洗礼を受けたなら、それは絶対の道であり、また背水の陣を敷いて踏み出すことにもなるわけなのだから、新しい道が開かれるのではなかろうかという期待を持って受洗した。誰も彼もが「おめでとう」と、祝福の言葉をかけてくれた。しかし心は重かった。

私の信仰的心境には何の変化も伴いはしなかった。淡い期待は外れて虚しくなった。いやそれどころではない。かえって（お前は洗礼を受けて神の前に誓いを立てておきながら、心の中はどうなのだ。お前のどこに清いところがあるのか。ますます罪と汚れに満ちて行くではないか。神を偽り、イエスを裏切り、教会の人達を裏切っているではないか。お前ほどの偽善者があろうか）と、責められて、心の置きどころがなくなっていった。

イエスの十字架は、単純に信じてゆける人の為にあり、また、真実こめて努力してゆく人達の為にこそあるであろうが、私の為の十字架は消えはてて、冷たい風の吹き抜ける荒野に、ただ一人立ち尽くす孤独をひしひしと感じた。

努力して聖書を読んでみても、聖書は今となっては私の罪の一つひとつを数えあげて、私を厳しく責めたててくるばかりであって、最早、命の言葉でも救いの言葉でもなくなってしまった。聖書というものが分らなくなった。神様がわからなくなった。イエス・キリストの十字架がわからなくなった。信仰というものがわからなくなった。何もかもわからなくなった。

神への道、聖書への道というものはこういうものであったのか。私は何の為に神を信じたのか。神様を信じる信仰をいただいて告白し、救いをいただいて感激の涙にむせんだあの日……。あれは若さからくるひとときの感情に過ぎなかったのだろうか。それなら何故、あのような清らかな感激を持つことが出来たのだろうか。またどうして今、このような苦悩の中で踠かなければならなくなってしまったのか――。「あゝ、われ悩める人なるかな、この死のからだよりわれを救わんものは誰ぞや」と悲鳴をあげているパウロの姿は、そのまま私の姿である。

（あゝ、パウロさん。あなたはその悩みの中からどうして脱し切ることが出来たのですか。それとも苦悩の中で息断えてしまったのですか。）私は聞きたい……。

心の底から湧いてくる罪悪に、自分自身を責められながら月日は流れて、神様を信じてから三年目を迎えようとしていた。そんなある日、町へ出かけて古本屋を訪ねた。古本屋は安いし、時々思いがけない掘出しものがあったりするので、町へ出た時は立ち寄るのが習慣だった。

店の隅っこに、埃だらけの本が何十冊も積み上げてあった。その一番下に、皮表紙の小型の本があるのが目についた。何の本だろうと見ると、「新約聖書」と書いてあった。聖書をこんな所に置くのはもったいない話だと思って、それを抜き出してページをめくってみたら「元訳新約聖書」と書いてあった。奥付を開いてみると、明治時代の印刷であり、ヘボン訳、としてあった。聖書についてはよく知らないが、私の目についたのだからこれを買ってゆこう、思って、それを求めた。

翌日、その聖書を持って丘に上った。ひと一人居らず、静かであった。私は、知らず知らずロマ書七章を開いて読んでいた。

「そは、わが行なう所の者はわれもこれをよしとせず。わが願うところのもの、われこれをなさず。わが憎むところのもの、われこれをなせばなり。若し、われ願わざるところのものを行う時はおきてを善とす。然らば今よりこれを行うものはわれに非ず。われに居るところの罪なり。善なる者はわれ、すなわちわが肉に居らざるを知る。そは、願うところわれに在れども善を行うことを得ざればなり。われ願うところの善はこれを行なわず、かえって願わざるところの悪はこれを行えり。若し、われ願わざるところを行う時はこれを行う者はわれにあらず、われに居るところの罪なり。

この故に、われ善を行わんと思うときに悪のわれにおる此の一つの法あるをおぼゆ。そは、われ内なる人については神のおきてを楽しめども、われ肢体にほかの法ありて、わが心の法と戦い、われを虜にしてわが肢体のうちにおる罪の法に従わするを悟れり。ああ、われなやめる人なるかな。この死の体よりわれ

を救わん者は誰ぞや」（ロマ七：一五〜二四）

私は、肉なる人では神様の教えを本当に喜んでいるが、私の体にはもう一つ不思議な力が働いて、私をとりこにしてしまっている。私の思うようにはさせないで、かえって悪いと思うことをさせてしまう。何という矛盾であろうか。（願わないことをしてしまうなら、それは最早私の責任ではない。私の願うところの善はこれをしないで、かえって願わないところの悪はこれをしてしまう。われは悩める人なるかな、この死の体よりわれを救わんものは誰ぞや、とは、全く私の心そのままだ）と思ったその時だった。不思議な一つの声、低い声が私の耳に響いてきた。

「イエス・キリストの十字架は、その為にこそあったのではないか。」

私は愕然として、あたりを見回した。が、誰も居なかった。どういうことなんだろう、と思い乍ら、もう一度聖書に目を通した。

「われ願うところの善はこれを行わず。かえって願わざるところの悪を行えり。……あゝ、われなやめる人なるかな。この死の体よりわれを救わん者は誰ぞや。これ、われらの主イエス・キリストなるが故に神に感謝す。」

「これ、われらの主イエス・キリストなるが故に神に感謝す。」

お前のその悩みの為にこそ、イエス・キリストの十字架があったのだ。お前は何故それを信じないのかと言うように響いてきた。私は聖書を開いてまた読み直した。

「これ、われらの主イエス・キリストなるが故に神に感謝す。」

この悩みを解決してくださる為に、イエス・キリスト様は十字架について下さったのだ。この死の縄目から解放して下さることの為に、イエス・キリストの十字架はあったんだ……そういうように、この短い一節が、魂の中へグサッと力強く刺し込んできた。

聖書の言葉の一つひとつが、聖書の紙面から踊り上がって、眼の中へ、胸の中へ飛び込んで来るのを私は自分の眼で見た。

この時から、イエス・キリストの十字架は、私の犯してきた罪を赦して下さるだけではなくて、この何年間というもの私が苦しんできた罪悪性、罪の性質とも言うべきものから、解放して下さる為にあったのだということを知りはじめた。

イエス・キリストの十字架の、何と深いことか。十字架はただ見える地上に立っていたのではなくて、その縦の線は、もっともっと深い地の中に突き通っていたのだ。そして地中深く突き刺した十字架はまた、私の心の奥底より芽を出し、湧いてきて私を打ちのめす、罪の根そのものに突き刺さって、その根を引き抜き、焼き尽くして下さるのだ。そこからの、真の解放の為にこそあったのだ。

私は、イエス・キリストの十字架を新しく仰ぎまつることが出来、そして、魂の中、心の中、体の中にまで、全く今まで感じたことのない不思議な力が満ち溢れてくるのを感じた。いつか、ある先生が説教の中で、聖霊汝らにのぞむ時汝ら力を受けんと、聖書にあると、説いておられたが、その聖霊というお方がこれなのだと、直感した。

私はそこに跪いて、新しい感激の涙に咽びながら神に感謝し、イエス・キリストの十字架を新しく仰ぎ、また、自分ながら愛想が尽きる程罪汚れに満ちていた者の中にまで来て下さった聖霊様に、心から感謝しまつったのであった。

イエス・キリストを通して与えられる救い、真の救いというものはここにあったのだ。以前、自分の罪を悔い改めて救いに与った時の感激も生れて初めてのものだったが、今、十字架の救いの深みということを体得させていただいた感激は、私の魂の中を突き抜けて、天国にまこと入れていただいたという、言いようのない感謝の涙となったのであった。

聖書と言うものの不思議さよ。今まで幾十度、幾百度この第七章を繰り返し読んだことだろう。パウロと一緒に叫んできたことだろう。二十四節まできてはパウロと共に心から絶叫したのに、その次の、「これ、われらの主イエス・キリストなるがゆえに神に感謝す」という御言葉が、何故私の目にうつらなかったのだろうか。全く不思議なことだ。もちろん聖書に印刷されていなかった文字が、今、忽然と浮き出してきたのではない。眼がひらかれなければ、それを見つつ見ることが出来ないという事実…。聖書というものは、聖霊によってひらかれるのでなければ、その御言葉は自分自身のものとして体得されるものではないということが、これによって教えられたのであった。

思えば何と愚かであったことか。主イエス・キリストが十字架につかれて、犯してきた罪は言うまでもなく、心の内に潜んでいる一切の罪を贖って下さってあったにも拘らず、私は自分の力でそれを克服して神に近づこうとして、躓き倒れて、苦しみもがいていたのだ。私には、その罪の力に打ち勝つ力などないのだ。だからこそイエス・キリストが十字架につかれて、アダム以来この深い罪悪性から解放して下さったのだ。そのことを今やっと悟り得たのであった。何とありがたいことであろうか。足掛け三年にわたる苦悩は何処かへ追いやられてしまって、罪赦され、罪きよめられたという、光り輝くまぶしい中に私は今、起たせられたのであった。

イエス・キリストの十字架は、世界人類の為とか、すべての人の為とか言われる漠然としたものではなくて、この、汚れに満ち満ちた私自身の為にこそあったのだ。そして、私に染み着いた一切の罪を洗いきよめて下さったのだ。天からの聖霊の火によって焼き尽くし、きよめて下さったのだ。何という感謝であろう。「このゆえにイエス・キリストにあるものは罪せらるることなし」（ロマ八：一）という御言葉、パウロと共に心から叫ばずにはおられなかった。

イエス・キリストにある者は今や、罪に定められることがない。もうあの罪悪性に打ち悩まされることはない。勝利である。この上もない勝利が私のものになったのである。

イエス様が十字架につけられてから復活なさる迄に、まる二日近くあったということは、第一に私の犯した罪のすべて赦して下さる為であり、第二には私の心の中に湧いてくる罪悪性からの解放、すなわちきよめであるということを、私は新しく発見させられたのである。私を救って下さった方は神の子イエス・キリストであられる。私を贖って下さるのに不完全である筈がない。

ここまできて、初めて信仰の奥義ともいうべき聖霊の世界を、私は知りはじめた。それは、私の信仰的何かによったのではなくて、聖霊様御自身が、私のような者の中にまで入り込んで下さって、内側から悟らせて下さったのである。聖霊があなたがたに降ったなら、すべてのことを悟らせるであろう、とイエス様は言われたが、その言葉は本当だった。聖霊は私達の霊性に新しい生命の光を与え、私たちの理性も知性も新たに創りかえて、天からの真理を体得させて下さるのである。信仰は知識ではない。体験である。天国は憧れではなく、私たちの心の中にある。「神の国はあらわれてきたるものに非ず。ここに見よ、かしこに見よと人の言うべきものにもあらず。それ神の国は汝らの衷にあり」（ルカ一七：二〇～二一）。聖書は読めば読む程その響きは強さを増してくる。

私の信仰内容を全くあらたにされたロマ書七章二十五節「これ、われらの主イエス・キリストなるが故に神に感謝す」に続く言葉は、「さればわれ自ら心にては神の法に従い、肉にては罪の法に従うなり」であるが、古来色々と論議がある。ある聖書では「霊」と訳し、ある聖書では「心」と訳している。しかし、語学的にはどのように議論されても、信仰はすべてに超越する。語学は神学に奉仕するものであり、神学は信仰に奉仕する筈である。

ここに聖霊が語る真意は、「霊の世界に在っては心から神に仕えるようになり、肉の世界に在っては罪に仕えるより仕方がない」というのである。

このようにここの箇所が解釈されて、はじめて八章への通路が開かれ、イエス・キリストを跳躍台とし八章の大勝利へと飛び込んでゆけるのである。キリストの生命の御霊の法がそれを完成して下さるのである。

御霊に導かれる者はキリストの者であり、御霊を持たない者はキリストに属する者ではない。それは聖霊の人だけが知り得る世界である。御旨によって召された者の為には、すべての事柄に神が御一緒に働かれて、最善にして下さるというのである。私はそのことを体験し、確信していると、パウロは述べているのである。(ロマ八:二八)

聖霊によって新しく開かれた霊眼に、福音書はまた新しいことを示してくれる。その福音書はあの弟子たちを何と評価しているだろうか。

われに従えという召命を受けた弟子たちは、家庭も職業も一切捨てて従った。そして三年あまりの間直接学び、また伝道に遣わされて、いろいろなことを体験していった。イエスこそ神の子でいますと告白し、三人だけではあったがイエスの変貌された光景を目のあたりに見るという経験をした。

しかしその弟子たちは、イエスが十字架を目前にしつつ、訣別説教をなさる席上で、彼らが夢見るユダヤ王国再建のあかつきには、一体誰が一番えらくなるだろうと議論していた。イエスの立っておられる神の国の次元と、彼らの立っている地的世界の何と大きな隔たりのあることか。イエスと共に行くなら獄も死も厭いませんと誓った弟子たちが、ゲッセマの園でイエスが捕えられたのを見ると、われ先にと闇の中に姿を消していった。

ペテロとヨハネだけがびくびくしながらカヤパの庭までついて行ったが、ここで、イエスが言われたようにペテロは三度までも主を否定した。そして外へ走り出してそこで激しく泣いた。それはイエスに対する申訳けなさもあるであろうが、それ以上に自分自身の本当の姿を見出して泣いたのであった。しかもそこは闇の世界であり、捕えられる心配のない場所である。イエスが十字架につけられた時も、おそらく群衆の後に隠れて目撃していたにちがいない。

イエスは死なれた。イエスの死は彼らにとって全くの絶望だった。おそらく、翌日の安息日の間中、イエスはどうして自ら捕えられて死んだのだろうか、生命あって福音を伝えてこそ、やがて神の国は来るであろうものを、何故自ら生命を捨てられたのであろうか。これで三年あまりの自分たちの夢がすべて破れた。これからどのように生きてゆくべきか、という不安と絶望に沈んだであろう。

イエスが復活なしたもうたという報を受けても彼らは、「そんな馬鹿な事がある筈がない」と、否定した。

イエス御自身の方で彼らの前にあらわれたのを見て、はじめて信じた。

四十日後、イエスが昇天なさる時、弟子たちに「エルサレムを離れないで、私から聞いた父の約束を待ちなさい。……もう間もなく、あなたがたは聖霊のパプテスマを受けるからです。」「聖霊があなたがたの上に臨まれるとき、あなたがたは力を受けます。そして、エルサレム、ユダヤとサマリアの全土、および地の果てにまで、わたしの証人となります。（使徒一：四・八）と言われた。

それから十日の間、彼らは心を一つにして祈りをささげていった。その間、彼らは本当に神の前に自らの罪を悔い、友人に対しても罪を詫びていったことであろう。

聖霊を受けるとはどのような事か、想像も出来なかったであろうが、イエスが言われたのだからイエスの御言葉に従おうとして、色々な疑問や不安を乗り越え乗り越えして祈り続けていったことだろう。

そして、ペンテコステの日、突然、大嵐のような激しい音がして、聖霊が降りたもうて彼らの居た家いっぱいに満ち、炎のような舌が一人ひとりの上にとどまり、魂のどん底へ入ってきたのであった。一人ひとりは全く新しく創り化えられたのであった。古き人、生まれつきのままの性質は、聖霊の御火によって全く焼き尽くされ、新しいものに創り化えられて、イエスの御期待に添い得る聖霊の人になった。彼らは、己れ自らも不思議に思うほどの力に満たされて、福音を語りはじめた。これを見た他の人たちは、「彼らは甘いぶどう酒に酔っているのだ。」と嘲ったが、ペテロは「私たちは酒に酔っているのではない。ヨエル書に、末の世にはすべての男、女の上に私の霊を注ぐであろう、そうしたら若い人は夢を見、老いたる人は幻を見るであろう、とあるように、今私達は聖霊をいただいてこのように語っているのである。皆さんが殺したあのイエスは、私たち一人ひとりの罪を贖う為に死なれたメシアであったのだ。だから神さまは蘇えらせて、天につれてゆかれた。そして今、聖霊の火を降ろしたもうたのである。あなたがたはこの方を信じて、救われる為に悔い改めなさい。」と言ってすすめた。すすめを受けて信じた人は、三千人ほどあったという。

ここにおいてキリスト教会は、聖霊によって誕生し、聖霊を受けた弟子達によって力強く前進して行ったのであった。

頭であったイエスを殺したことによって、イエスの教団は消滅するであろうと安心していたパリサイ人たちは、弟子達の命がけの福音宣教と、その発展に驚いて迫害をはじめたが、迫害されればされる程、福音の火はますます深く強く広がってゆくのであった。この福音の行くところ、数々の奇跡が起った。神が、イエスが、そして聖霊が彼らに先立ち、伴いたもうのだから、そこに天的わざがなされたのは当然である。「使徒行伝」が「聖霊行伝」と言われる所以である。

イエスはヨハネ三章で言われた、「まことに、まことに汝に告げん。人もし新たに生ずれば神の国を見ること能わじ…人は、水と霊とによりて生れざれば、神の国に入ることあたわざるなり。肉によりて生る者は肉なり、霊によりて生まる者は霊なり。」と。また、「人もし渇かばわれに来たりて飲め。われを信ずる者は聖書に記し如く、その腹より生ける水川の如くに流れ出ずべし。」とも言われたが（ヨハネ七・三七・三八）この御言葉が本当に私の内に成就したのである。パウロは、「人、キリストに在るときは新たに造られたる者なり。古きは去りてみな新しくなるなり。」（Ⅱコリ・一七）と叫んでいるが、本当に古きは消滅して、創り化えられるのである。古い時代の考えはみな新しく創り化えられ、霊も心も肉体までも、新しくされてゆく。

ここに福音の中心的生命があると言っても間違いはないと、私は信ずる。

イエスは、「招待される者は多いが、選ばれるものは少ないのです。」（マタイ二二・一四）と言われた。何故、二段構えになっているのであろうか。ある意味においては、公平を欠くのではないかとも考えられるのであるが、私はきよめの信仰をいただいて、はじめてこの意味が理解された。

実に、召される者は多い。キリスト教に入る者は沢山ある。しかしその中で、本当にキリスト教の救いの深みである、きよきにまで辿り着く人は少ないと言わなければなるまい。ある先生は説く

「私たち人間は弱い。イエスを信じてどのように努力しても、神の前に、人の前に罪を犯しがちである。しかしイエス・キリストはどこまでもどこまでも赦して、天国にまで連れて行って下さるのである。ここに神の愛がある。イエスは、あなたがたは互いに相愛しなさい。と言われた。愛し合うということは、赦しあうということである。赦しあってゆくところに天国があるのである、」と。

まことにありがたい、ごもっともな教えである。しかし、ここに基礎を置いて、ここから線を引いてみるなら、人間は罪を犯すのが自然であり当然であって、その後始末をしてくれるのがイエス・キリストの務めだということになろう。イエス・キリストを信じて天国を目指す者はそれで良いのか。聖書は言っていないだろうか、「みづからきよからんことを務めよ。人もしきよからずば主にまみえることを得ざるなり。」と。（ヘブル一二：一四）きよくなければ主を見ることはできないとはっきり記されているではないか。イエスは、聖書は、人間が罪を犯すのが当然のこととして赦すと、言っていないではないか。聖霊はヨハネを通して、「彼（キリスト）に居る者は罪を犯さず」と言っておられる。（Ⅰヨハネ三・六）罪を犯さずではなく、罪を犯さず、である。罪を犯し得る肉体性を持ちながらも、自ら守って罪を犯さないと、

聖書は記しているのである。ペテロもまた、「ますます熱心に、あなたがたの召されたことと選ばれたこととを、確かなものとしなさい。」（Ⅱペテロ一：一〇）と言って、このことをしっかりと受け止めている。イエスは言われた、「汝らわれを選ばず、われ汝らを選べり。」と。（ヨハネ一五：一六）選びの主はイエス・キリストである。私たちの罪を赦し、私たちを御自分の聖なる御性質に与からせて下さり、御心のままに、私たちに事をなさせようとしていて下さる。

ここに、私たちの生まれてきた理由があり、なすべき使命が示されてくるのである。この御恩寵に対して、私たちは何を持って報いるべきであろうか。ただこの身をこのまま差し出して「どうぞ御心のままにお使いください。」と献げる他にない。そしてイエスはこれを裏書きなさるかのように、「あなたがたは、どんなことでも私の名によって求めなさい。そうすれば神は応えられるであろう。」と言われる。

天地万物を創りたもうた神御自身が、私たちのような者の祈りに、応えて下さると言うのである。求めるなら与えて下さると、約束して下さったのである。もちろん応えられないこともある。否、こたえられない方が多いと言える。しかしこたえられないことが、祈りに対する答えであることを、私たちは見出すのであり、聖書は、御心に適うことを祈り求めるならば神は必らずこたえて下さる。（Ⅰヨハネ五：一四）

ここに祈りの世界の深みがある。祈りは私たちの自由でありながら、私たちのわがままであってはならない。自己満足であってはならない。御名が崇められる為御心がなされる為でなくてはならない。さらには、人の為のとりなしの祈りでなくてはならない。そして最後に自分自身の為に祈るべきであろう。これが真の祈りと言えるだろう。祈りとは一言にして言うなら、三位一体なる神との交わりの世界である。

聖霊は、私たちの手を取ってイエス・キリストの十字架のもとに連れて行き、十字架を仰げと教えてくれ、父なる神を仰ぎまつれと指さしてくれる。そして神は、聖霊なる神の御声に聴き従えと、囁いて下さる。私たちは聖霊なるお方を、決してエネルギーのような存在として考えてはならない。三位一体の第三位の、人格なる神である。私たちの内深く入り込んで、私たちの霊性をきよめて、私たちの生れつきの古い良心をきよめて、清い良心に創りかえ、私たちの理性を神の真理に適う理性に変えさらに私たちの肉体までをも、神の聖なる、霊の宮としてきよめ、強め、守って下さるのである。

言葉をかえるなら、それは霊なるキリストであり、天国を私たちの裡に芽生えさせ、根を下ろさせ、成長させて神の御心に適うものに一切を創り化えて下さる御方である。

私たちは、内に聖霊をいただいて初めて真の神の国を知り、霊の世界を知り、また聖霊の人をも、それと感じとるのである。聖霊の人は聖霊の人を知る。そこは、聖霊によって共鳴、共感する世界である。

ここまで書いてきて、是非一言しなければならないことにぶつかった。それは今日多くの教会で説く、福音理解の不徹底さである。

ある教会では、「あまり罪々と言うと信者が教会に来なくなる。私たちの罪はイエス・キリストが十字架の上で済ませて下さったのだから、私たちはただ信じて行けば良い」と説く。福音を安易に説く所は入りやすいだろう。しかし、魂に深く触れるものを見出し得ないでさっさと去って行く。

そもそも救いとは何なのか。私たちは聖なる神の御臨在の前に立たせられる時、自分は罪を意識しないではいられない。十字架について死ぬべきものは私たち自身であるものを、主イエス・キリストが代わって死にたもうたその事を知っては、私たちは十字架の前に跪く他はないではないか。「あなたの罪は赦された」との御声の聞こえるところにだけ、信仰が芽ぶき、根付き、神の国にまで育ってゆくのである。罪の自覚のないところに救いはない。ましてや、きよめなどありようがない。多く集めようとする安易さによって、教会はさびれてゆくのである。教会発展の秘訣は、その逆にある。それがキリスト教真理のパラドックスである。

真に救いをいただき、きよめをいただく時、来るなと言われても信徒は教会に来ないではいられない。信じないでいられない救いの確かさ、神を讃美しないではいられない心の喜びの湧き出でるところ、そして誰かの為に祈らずにはおられない。心の痛みをおぼえるところ、誰かの為にこの福音を語り伝えずにおられない。使命を感ずるところこそ、真の救いが、天国があると言えるであろう。

ここで本当に心しなければならないことは、教会の選び方である。

自分が行く教会で説いてくれる信仰内容がどうかであるかは、霊魂の生死にかかわることである。初信の人には難しい事であるが、祈り深く時間をかけて、聖書の真理に照らして確かめなくてはならない。そのポイントは。一、罪からの救い　二、罪性のきよめ　三、再臨への備え　四、祈りの霊に満たされ　五、ひたすらな聖書の学び　六、献金に励み　七、伝道に熱心　八、そして何よりも、厳しく暖かい聖なる愛に溢れて、誰をも活かす教会、である。このポイントを押え、これ等に照らして教会を選ぶべきである。

ここまで読んできて、キリスト信仰は何とめんどうくさいむずかしいことかと、思う方があるかも知れない。しかしキリスト信仰は決してむずかしくない。深いのである。創り主なる神を信じて、自分の罪を悔い改めればよい。心の中に巣食って暴れまわる罪悪性を、イエス・キリストの御血によって洗いきよめていただけばいい。聖霊はそのように導いて下さるのである。何のむずかしいことがあろうか。自分で何かを考え出し、何かを極め出すというのでは決してない。聖書はやさしく説いてくれるのであり、聖霊がその真意を悟らせて下さるのである。決して学問で理解しなければならない事柄ではない。否、学問では決して理解することの出来ない世界であり、ただ信仰だけによってひらかれてゆく、不思議な世界である。そしてただ単にそれだけで終るのではなくて、そこから無限に神の国はひらかれ、育ってゆくのである。だから天的真理だというのである。信仰に入って程なく限りがあるというなら、信ずる価値がない。単純素朴に信じて入り、果てしない高さと深さと広がりを持つ神の国に歩ましめられてゆく。恰も蝶が成長に従って幾度も脱皮を繰り返し、蛹となり、やがて美しい羽をつけて自由な空に飛び立ってゆくように—。

このことについて聖書はこう記している。

「主の御霊あるところには自由あり。すべてわれら、顔おおいなくして鏡にうつすが如く主の栄を見、栄えに栄えいや増さりてその同じ像《かたち》にかわるなりこれ主すなわち御霊によりてなり」（Ⅱコリ三：一七・一八）

ここでは最早、「信仰から信仰へ」とは書かれていない。「栄光より栄光へ」である。

栄光の世界……、悔い改めて罪赦された者が聖書によって罪性をきよめられ、聖霊を宿し、聖霊に満たされ、聖霊の中を歩み行くところ、そこが栄光の世界なのである。

そして、やがて主イエス・キリストが来たりたもうその時には、全く同じ姿に変えられてゆくというのである。聖霊は私たちを、このキリストの御性質に与からせようと、呻きつつ、また嘆きつつ、とりなしていて下さるというのである。夫に従う妻が、生活する間に知らず知らずその性格が似てきて、その人格と品性が一つに変えられてゆく。それでこそ二人は一体なのである。主イエス・キリストの花嫁としてい、なずけされた私たちは、いよいよ自らに鞭打って、キリストの花嫁としてふさわしいものに変えられてゆかなくてはならない。

私は今、自らを顧みて、ただ御神の前にひれ伏す他ない。神を信じながらもなお罪の世界に浮き沈みしていたものを泥沼の中から引き上げ、洗いきよめて下さり、キリストの花嫁の資格を与えて下さったとは。自分の罪の深さを知って、救いの深さを悟らされた。

キリスト教信仰の世界に、この聖化の世界がある故に、私も自分の魂も聖霊の御火と共に燃やさないではいられないのである。栄光はただ神にのみ――。

四　神の国が来たりつつあるのに

イエスは、捕えられてカヤパの法廷に立った時、

「あなたは神の子キリストなのか。」と問われて、

「あなたの言うとおりです。なお、あなたがたに言っておきますが、今からのち、人の子が、力ある方の右の座に着き、天の雲に乗って来るのを、あなたがたは見ることになります。」と答えられた。また、イエスが復活なさったのち御父のもとに帰られるのを見上げていた弟子達の前に、天の使いがあらわれて、

「ガリラヤの人たち。なぜ天を見上げて立っているのですか。あなたがたがを離れて天に上げられたこ

のイエスは、天に上って行かれるのをあなたがたが見た時と同じ有様で、またおいでになります。」（使徒Ⅰ：Ⅱ）と言われた。弟子たちはそのことを、しっかりと心に受けとめた。

そして弟子たちは、イエスが再び来たりたもう足音が聞こえるかのように、福音宣教に文字どおり生命をかけていった。教会は迫害とともに発展に発展を重ね、ついに世界に広がって行ったのである。

それ以来既に二千年。イエスは未だ来たりたまわない。

再臨問題については、初代教会時代においても、「いくら待っても来ないではないか」と言って躓く者があったのも事実であり、無理もなかったようにも思われる。今の時代では尚更のことである。

ある人は言う、「イエスの再臨は聖書に書かれてあるような、また初代教会の信じたようなかたちで、あるのではない。二千年後の今、私たちの心にメシアとなってイエスが生きて下さるということが、すなわちイエスの再臨である。故に、私たちは福音宣教に努力して、全世界を信徒にしなければならない。そこに神の国が実現する。」と。

人は何とでも言うがよい。学者はどのような学説を主張するのも自由である。しかし私は聖書の御言葉そのままに、具体的なイエス・キリストの御再臨を信ずる。

福音は、人の智恵や力によって始まったのではなく、天地万物の創り主なる神の創造であり、御子イエス・キリストが十字架上で命を捨てて建てたもうた神の国である。私たちは今一度、イエスの言葉を噛みしめ、その真意を確かめてみなければなるまい。

弟子たちが、エルサレムの神殿の壮大美麗さに驚嘆して、イエスに話しかけた時、イエスは、「この大きな建物を見ているのですか。石がくずれずに、積まれたまま残ることは決してありません。」と言われ、エルサレムの滅亡を告げられた。それに続いて、艱難時代と御再臨のことにまで、説きおよばれた。

「いちじくの木や、すべての木を見なさい。木の芽が出ると、それを見て夏の近いことがわかります。」と言われたが、いちじくの木とはイスラエルのことであり、芽ざしはイスラエル再建のことであり、すべての木と、その芽出しは、小民族の自由独立を指しているのである。

イスラエル国は、B・C五八七年、バビロンによって滅ぼされ、ペルシャ、ギリシャ、ローマと、次々と大国のもとに隷属してゆくより他なかったのである。そんな中で王国の再興を夢見つつ、どれほどメシアを待ち望んでいたことか。

それなのに、まことのメシアが来られた時、彼らはこれを受け入れなかったどころか、十字架につけて殺してしまい、さらには福音宣教を妨げるという二重の罪を犯して、A・D七十年には首都エルサレムが滅亡し、一三五年には祖国に住むことすら禁じられて、世界の中へ散り散りに流離う亡国の民となってしまった。そして、世界歴史の動きとともに、ヨーロッパへ、アメリカ大陸へと渡って行った。彼らは異国に住みながらも、その人種との雑婚を避け、また、宗教内容を異にするとことから、行く先々において嫌われた。しかし、彼らは神の選民である。頭脳明断である故に、学問、技術、経済、各界において実力を発揮し、彼らを無視してその国の政治が成り立たない程であった。日本を降伏させた原子爆弾が、ユダヤ人の科学研究の成果であったことは衆人の知るところである。

第二次世界大戦が終って程ない、一九四八年五月十四日、ユダヤ人たちは、先祖伝来の宿願を果たして、パレスチナに祖国再建の基礎を築き、独立宣言を発したのである。その日まで誰が、亡国の民ユダヤ人が祖国を回復するなどと考えたであろうか。いや、この言い方は正しくない。聖書の預言を信じ研究していた人々は、この日の来ることを確信し、待っていたのである。

独立後また、幾度も中東戦争が繰返されてきた。しかしその度毎に、イスラエル王国は地歩を固め、根を深くして、もはや一歩も譲らない実力を持ち、何かがあればあることによって、その領域を広くしてゆくのである。

イスラエル大国は、神の摂理であり、予定である。預言の成就であるが故に、最早、どのような敵があらわれて来ようと、これを打ち滅ぼすことは出来ないであろう。

さて今度は「すべての木」つまり、小民族と、その独立のことであるが、かっての日、白人たちは、アジア、アフリカにおいて、植民地争奪戦を展開し、植民地から得る産物を自国に運んで、自国の平安と繁栄を得たのであり、それはそのまま、植民地に犠牲を強いることだった。爾来、幾百年続いたことか。

私は聖書を読んで、この言葉を、小民族の自由独立のことだと理解し、その実現を信じていたが、(果たしていつのことか……捥ぎ取られるならいざ知らず、自らこれを解放して自由を与えるとなれば、遠い遠い将来のことだろう)と思っていた。しかし、イエスが預言されたように、イスラエル王国の再建復興に続いて、各植民地が次から次へと自由独立を宣言して、まさにすべての木は芽をふき、葉を茂らせてきたのである。

人間は新しい時代を生み出し、歴史を創造すると言われるが、どのように人間が願い、努力しても不可能なことがあり、もはやこれまで、と絶望し切った時に、人力を超えて、神が直接新しい時代を創り、歴史を推し進められるのである。所詮、人間の力は、神がたてられた予定の縦糸に、横糸を織り込んで、時代と歴史の色模様を織りなして行くのである。そこに、人間の限界と務めがある。

神に反逆して、苦しみの罰を受け、憐みによって救い出され、生かされてきた人類の歴史……。歴史を通して見出される天地創造の神のもとに立ち帰らなければ、滅びる他はないだろう。

ここに福音がある。そして、救いと審判を決定するキリストの御再臨がある。

福音宣教に反対し、それを根だやしにする為には生命をも惜しまぬ程、憎しみに燃えていたパウロであったが、イエスに捕えられて、その救いに与り、選ばれて使徒となった。そのパウロは、イエス・キリストの御再臨をどのようにみていただろうか。

「私たちの国籍は天にあります。そこから主イエス・キリストが救い主としておいでになるのを、私たちは待ち望んでいます。キリストは、万物をご自身に従わせることのできる御力によって、私たちの卑しいからだを、御自身の栄光のからだと同じ姿に変えて下さるのです。」（ピリピ三：二〇・二一）イエス・キリストが来られたその時には、この体が、イエス・キリストと同じ栄光のからだに変えられてしまうというのである。さらにパウロは、「被造物自体も、滅びの束縛から解放され、神の子どもたちの栄光の自由の中に入れられます。」（ローマ八：二一・二二）とも記している。つまり、ただ私たち人間の肉体が変えられるというだけでなく、全世界が、創造の初めの麗しさに回復されるといっているのである。実に、ここにこそ、キリスト教福音の奥義の真理があると言ってもよいだろう。キリスト教は、ある宗教が説くような、「信仰をもってこの世を去ったら天国に行く」と言う浄土参り式のものではなく、天国は天から降ってくるというものである。個人を救い、社会を救い、国家を救い、さらに全世界を救ってあまりあるところにこそ、真の真なるものがあると、私は確信する。

イエスが再臨のことを語った時、弟子たちは恐るおそる聞いた。

「それは何時あるのですか。そのような時にはどんな前兆があるのですか。」と。

イエスは答えて言われた。

「その日が近づいて来たなら、国は国と戦い、民は民と争い、ところどころに地震や、飢饉やいろいろなことが起る。そして人情が冷ややかになって、自分の事しかかえりみなくなるであろう」と言われたが、まさに、そのようになってきたではないか。前記したように、いちじくの芽出しによってたとえられたイスラエルの再興も、もう既になった。「これらのことが起きるのを見たら、人の子が戸口まで近づいているると知りなさい。」と、イエスは言われ、また「あなたがたは、旅に出た主人がいつ帰ろうとも、戸を叩かれたら走り出て戸を開けるしもべのように、いつもそなえをして待ちつつある信仰に生きなさい。」と言われたものである。

先に記した「被造物自体も、滅びの束縛から解放され…」云々の言葉のあとに、「私たちは、被造物全体が今に至るまで、ともにうめき、ともに産みの苦しみをしていることを知っています。」（二二節）と続いている。神にそむいた為に苦しんでいるのは人間だけなのではなく、「被造物全体」もまた、一日も早い回復を願い、「ともにうめきともに産みの苦しみをしている」というのである。今日の日本の姿を見る時、理屈抜きに、受け入れられる言葉ではないだろうか。

企業の為には自然を破壊して顧みず、空気は汚れて人間の健康は害われ、川は泥川となり、海は死の海となって、魚の骨も変形してきたと言うではないか。今、日本が目覚めなかったら、自然と共に日本は滅びるであろう。

政治家はこれを是正する道を知らず、キリスト教会は、「民の傷を手軽にいやし、平安がないのに、『平安だ、平安だ。』と言って」（エレミヤ六：一四）、自分の教会の繁栄のみに腐心しているではないか。福音は、キリストの御再臨があってはじめて完成し、聖書の預言はそれによって成就するのである。新約聖書の最後にあるヨハネ黙示録で、イエスは、「しかり、わたしはすぐに来る」と言い、御霊も花嫁も「来てください。」と叫んでいる。これが聖徒たる者の信仰と祈りでなければなるまい。

もし、キリスト信徒の霊眼ひらかれて、聖書を見つめるなら、そこに、来たりたもうイエスの御姿が投影されてあるのを見出すであろう。福音書の中に立って、イエスが十字架を示し、復活を説き。さらに御再臨を力強く説いておられる御声が、聞こえるではないか。イエス御自身から直接、復活も再臨も聞かされた弟子たちであったが、ただの一人もそれを理解し得ず、わずかに、ベタニアのマリアだけが、そのことを聞いて驚愕し、御接待することを打ち忘れて聴き入ったことを、聖書は記している。（ルカ一〇：三八～）そして、ベタニアにおける最後の夕食会の時、マリアは大事にしていたナルドの香油を、残らずイエスに注いで、埋葬の準備をしてさしあげ、弟子たちに、不経済なことをする、と咎められたことが記されている。

イエスの御心中を知ることの少ないのは、昔も今も変わりがない、と言ううべきであろうか。

イエスが、空まで来られるその時、先に召された霊徒たちが先ず甦って、天に携え上げられ、続いて、生きている聖徒たちが、栄光のからだに変えられて、天に連れられてゆくのである。そのあとに、天地創造以来、かってなかったような、恐ろしい艱難時代が来ることを、聖書は、あきらかに示している。すべての人が知ろうと知るまいと、教会がこれに、目を覚ますと否とに関わらず、その「時」は、確かに、近づきつつある。「その時、畑にふたりいると、ひとりは取られ、ひとりは残されます。ふたりの女が臼をひいていると、ひとりは取られひとりは残されます。（マタイ二四：四〇・四一）と、イエスは言われ、また、十人の娘のうち、油を用意していた賢い五人の娘は、天国に入れられ、油の備えを怠っていた愚かな五人の娘は、外に捨てられる、と言われた。

イエスの御再臨は、信ずる者には永遠の救いをもたらし、信じない者には、永遠のさばきをもたらすことを、知らなくてはならない。天地の創り主なる神が、その独り子を遣わされて、しかも、十字架につけて、先ず、救いの御手をさしのべていて下さるのに、これを拒むほどの大罪はないであろう。この世では、無力な善人が罰せられ、力ある悪人が栄えている。しかし、その日には、神的徹底さで、悪には悪を、善には善を報われ、そのなした行いのそれぞれに、公平きわまりない裁きが行われるであろう。それでこそ、神は真に義であり、愛であり、聖であることを、すべての人が知ることであろう。信じない者はすでに裁かれていると、イエスは言われた。それは罪を罪として知ることが出来ず、悔い改めることもゆるされていない故に、生きてありながら既に、地獄の中を歩んでいる、という意味である。

旧約アモス書、三章二節に、「わたしは地上のすべての部族の中から、あなたがただけを選び出した。それゆえ、わたしはあなたがたのすべての咎を、あなたがたに報いる。」とある。実に、この言葉の如く、神の選民でありながら、イエスを十字架につけ、さらに福音宣教を妨げたユダヤ民族は、祖国を追われ、二千年間さすらい、また、第二次世界大戦では、幾百万の人々が殺された。どうしてここに、神のさばきの深さを感ぜずにおられよう。

神は約束の通り、世界の果て〳〵より民を集め、祖国再建をゆるして下さったが、この次に来るのは、彼らの霊的復興である。かっての日、十字架につけたイエスこそが、待ち望んでいたメシアであったのか、知らぬままに、何んという大罪を犯したことか、更に、福音宣教までも妨げた二重の罪を赦したまえ、と神の前に悔い改める日が、必ず来るであろう。そして、その時がまさに、神の国到来の時なのである。

艱難時代には、大戦争によって、世界の三分の一、または大半の人が死ぬと予言されているが、今日の原爆、水爆の力と数を知るなら、既に、その時の備えが充分になされていることに思い至るであろう。また、有名なノストラダムスの予言では、今世紀末には、世界に、絶望的破滅が来ると言っている。聖書の終末予言をを読まなくても、ノストラダムスの予言を知らなくても、現代に生きている人間なら、大抵の人は地球の未来に対し、不安、ないしは絶望感を抱いているだろう。しかし、聖書の予言は、この世が終わった後に、神の国が天から降って来るというのである。この全世界が、神の国に創り変えられるというのである。すべての人が神を主としてつかえてゆく、というのであリ、神はまた人の中に住みたもうというのである。自然はみな、創造の初めの美しさに回復され、害いあうような地獄の世界は消滅して、真に共存共栄の世界に変わるというのである。

この再臨の世界あってこそ、真に福音なのであり、真の宗教、真の信仰なのである。

「わたしが来たのは地に平和をもたらすためだと思ってはなりません。わたしは、平和をもたらすために来たのではなく、剣をもたらすために来たのです。」と、主は言われた。今日、再臨信仰のない教会が説くような、なまやさしい平和主義、精神主義を説く為に来たのではないことが、ここにはっきりしている。教会が、この剣を受け止めた時、リバイバルが起きるのである。また、個人としてこの剣を投ぜられた時は、その魂のどん底に、大革命が起こされるのである。聖なる神の御臨在の前に、罪人としてひき出され、泣いて悔い改めて、赦しを願い、救いをいただく。そして、主イエスを待ち望み、福音宣教に身を挺していかなければならない、と迫ってゆくのである。ここに争いが起きる。しかしこの争いは、混乱の為の争いではなく、新しい、あるべき教会を生み出す為なのだ。さらにイエスは、「わたしが来たのは、地に火を投げ込む為です。だから、その火が燃えていたらと、どんなに願っていることでしょう。」と言われた。この火もまた、教会の中に、個人の中に激しく燃え上がって、ある人は徹底的悔い改めとなり、きよめとなり、再臨信仰に、福音宣教に、押し出されてゆく。聖書は明言している。「キリストの御霊を持たない人は、キリストのものではありません。……神の御霊に導かれる人は、だれでも神の子供です」と。聖霊なき信仰者は、真の意味での神の子ではない。また、真のキリストの教会ではあるまい。

癩園にいるから、不自由な人間だからといって、救いから除外されることがないかわりに、割引されることもない。一人一人、なすべき受持ちがあり、分担があり、責任がある。(この事は自分がしなければという自覚が与えられ、その為に力を尽くして、なお足りなさを感じるところこそ、本物である。健康者と癩者と、伝道者と一般信徒と、この使命に立つ時、いささかの区別もないのである。

聖徒ヨハネは、新しい都が花嫁の為に整えられて天から降るのを幻のうちに見せられた。しかし私たちは程なく、現実に新しい天地を見るのである。その日には、癩を病み、不自由に嘆き、苦痛に呻いた人々も、栄光の体に変えられて、永遠に神と共に住むことができるのである。地上において、病み、呻き、悩んだ故にこそ、神はいっそう憐み、慰め、喜んで下さるであろう。その時、私たちの栄光、感激はどんなであろか。今しばらくの間、病み続け、苦痛と悩みがつきまとうであろうが、忍耐しなくてはならない。

そして、その忍耐の中でなければ学び得ないことを学んで、自分のものとしていかなければならない。神を愛する者には、すべての中に神が働いて、最善にして下さる。神の子にとって、聖書を学び、祈り、奉仕してゆくことは、この上もない感激であり、光栄であり、人の知らない喜びの溢れるところである。そこは神の国から、賛歌がかすかに聞こえて来るところであり、癩を病む苦痛と悩みを忘れる世界である。

　私たちは、癩園の中から声はりあげて、手を打ちながら歌う「なつかしくも見失せし主は、間もなく再び来たりたまわん。その時まで十字架を負わん、救いの恵みを喜びつつ。」そしてまた歌うのである、「アーメン〳〵、主来ませ、いざ身もとに行かん。備えなれり。イエスよ来ませ。ここにわが心、わが身も魂も主を待ち望む〳〵。」

五　エピローグ

　キリスト教信仰を聖書から見て、その重要点を大別するなら、一、新生　二、聖化　三、神癒　四、再臨　といって良いだろう。福音は、人間がそれぞれ、それまで持って来た人生観や、理性、生活、一切のものを根本から覆えして、人間本来のあるべき姿、根源の神にまで立ちかえらせる、革命的力である。——人間の世界に、このようなすばらしい世界があろうとは。しかも自分のような罪の塊であったものをここに救いあげて下さった。これからは命の限り、うち込んでいこう——と、感激をもって起ち上がるのが、真の信仰である。これは、天上の科学であって、地上の科学ではない。信仰は、科学と否定対立し合う間柄ではない。科学を超越するものであり科学はその分に立って、信仰に奉仕するものである。哲学もまた、新しく高い次元に引き上げられて、これに協力する。

今日、キリスト教まがいのものが沢山できて、そのいずれが真なりやと、人々を迷わせている。それら多くのものは、聖書の中から必要な部分を取り出して、その団体自体の教理を作り上げ、それをすべてとして人々に教える。そして、これにとびつく人は、それを聖典とし、すべてと誤信して、その教えに打ち込んでゆく。それは聖書の中から出てきたものゆえに、一面の真理を持つことは確かだが、あくまでも一面の真理に過ぎないことをその人たちは知らない。旧約三九巻、新約二七巻、合計六六巻。この全巻を手にして、繰り返し繰り返し学び、その中心命題を把握し、決して部分的でなく、全体としての真理をとらえなくてはならない。

信仰は決して主観によって、成立し完成するものではない。客観性が伴って、はじめて誤りないものとなる。信仰は確かに主観にはじまる。しかし乍ら、単なる主観であっては、「いわしの頭も信心」というところに迷い込んでしまう恐れが十二分にある。客観によってこそその信仰的主観は裏づけられ、確かめられ、誤りなく前進する。自らの信仰を静に反省し、客観してみるゆとりのない人は、どんなに激しい信仰でも、独善と、排他的になることから免がれず、自画自讃から、独尊になり、やがて力尽きて倒れる。今日、若い人達が、キリスト教まがいのものに、沢山入り込んで行くというのは、若い生命の要求にキリスト教会が応え得ないからではないか。今日、キリスト教会は何をなしているのか。思想的に、道徳的に、腐敗に腐敗を重ねつつ、滅亡への道を走り続ける祖国日本を眺めて、何の関心も持たないのか。その無関心こそが既に裁かれているのではないか。裁きがはじまる時は、先ず神の家から、とは、聖書が語る厳かな言葉である。迫りつつある時を知らず、小成に甘んじて安逸な夢を貪るところこそ、「あなたはなまぬるく熱くも冷たくもないので、わたしの口からあなたを吐き出そう」（ヨハネ黙三：十六）と言われるところではないのか。人々が、「平和」「無事」といっている時、にわかに罠のように、その時が来る。――教会に与えられた大使命を、もう一度確認し、また、私たちは自ら正しく歩むとともに、他の人をも誤らせてはならない。

神学博士、渡辺善太郎は、著書の中で、「神学なき体験主義は盲目的になり、体験なき神学は虚無である」と言っている。私は心からこれに共鳴する。

神さまは、私たち人間に二つの目を与えて下さった。両方の目で見ることによって、そのものの大きさと距離が判然とする。私は聖書を学ぶ時も、この原理に従う。聖化と再臨と、二つの目を持って読み出してから、聖書がなおいっそう新しく開けてくるのを感じた。

真理の世界に立つ時、必らず、次から次へと良き友が与えられる。それは真理と真理、事実と事実が引き合うからであると言えよう。私は今、過去を振り返って、心から感謝する。それは、誤りなき信仰を与えられ、また確かな教会に出入り出来たということである。キリスト教であればどこの教会でもいい、というものでは決してない。確かな福音を説いてくれる教会を自ら選び、自ら確かめてゆくのでなかったら、天国行きの迷子になってしまう恐れが充分にある。

日本の癩園は、あと十五～二十年で患者数が半減し、次の十年でさらに半減するであろう、と言われている。癩園はその使命を終えて、静かに歴史の中に姿を消そうとしている。それで良いのだ。癩園に終りは来ても、福音に終わりは来ない。否、終末が近づくにつれて、いよいよ輝きを増し、力強く働いてゆかなくてはならない。

神の国に立つ時、癩園に居ると否とに拘らず、置かれてあるところにおいて力を尽くす、ただこの一事である。癩を病むゆえに生活の戦いから解放され、不自由であることによって、この世の楽しみから離れて、ひとすじに神の国を慕い求めてゆくことが出来る者とされ、病苦と戦うことによって、いよいよ新しい天と地を待ち望む心を燃やされるとするなら、私はもはや、何も言う言葉がない。

十六世紀における、信仰義認を力いっぱい説いたルーテルの宗教改革、十八世紀にはウエスレーの聖化、二十世紀においてはムーデーの再臨運動。第一次大戦が終ったあとで、カール・バルトは、人間は罪に死んで神と断絶した、故に神は信ずる心と、それを受けとめる力をも新しく与えて下さるのだと説き、ブルンナーは、人間はどんなに罪に沈んでいても神の作品である故に、神を求めて止まないものが残っている。それを神が呼びさますのである、とする。いわゆる残像説を説いた。この両学者は、互いに論争を重ねつつ、全世界に大きく波紋を残したまま、世を去った。

今一人、問題の人、ブルトマンがいる。「非神話説」は有名である。聖書の中には幾つもの神話がある。その神話をそのままに理解すべきではない。神話の形式をとる物語を通して、神が言わんとする意味を汲みとっていかなければならない、と言うのである。ここまでは私も共鳴するが、ブルトマンはここからその神学を限りなく展開してゆくのである。たとえば、聖書にある奇蹟を理知的、合理的に解釈してゆく。それが、若い人たちの心にぴったりとくるので、「これなら聖書がよくわかる。」と歓迎されるが、そこではイエスの神性が失われて、偉大な宗教家の姿があらわれてくるだけである。

　イエスの十字架から贖罪性が失われ、ユダヤ教徒と抗争して敗北して死んだ……否、敗北することを知りつつ、自分の宗教的信念に生き通した、偉大な一人の男、というだけになってゆく。そこでは最早、イエスはメシアではない。聖書の、ここはイエスの言葉であり、ここは初代教会からの挿入、ここは古い伝承でありヘレニズムからの採用であると説く。もはや、聖書の聖典性は寸断され、ただ、キリスト教の参考書物に堕してしまう。これらは、ブルトマンが説く全部ではないのかも知れないが、その流れをくむ人たちは、こういう見解をとっているようである。聖書は、聖霊に導かれて書き、編集し、増減を許さぬものとして神が決定されたと信ずる。聖書聖典論に立つ者にとって、断じて容認出来る事柄ではない。聖書は神の言葉、絶対の権威を持つ書物、という立場を捨てたところで説かれるものは、キリスト教の倫理、なすべくしてなし得ない道徳律が強調されるに過ぎない。ブルトマン神学に心酔している人達から見れば、私の信仰は古めかしい、時代物に思えるだろう。しかし、どのように嘲笑われても、聖書そのものが持つところの、本来的信仰に立って、一歩も譲れない。

　思いみるがよい。初代教会においてあの聖徒たちは、イエスをメシアと信じて、激しい迫害に生命をさらし乍ら、その信仰と純潔さを守ったのである。聖書は、使徒行伝ばかりでなく、どの一行も、聖徒の血潮によって書きつづられてきた書物ではないか。

　私は、あの時代の信仰に立ちつつ、今、神の国を待ち望む信仰に燃える。真理とは古いものでありつつ新しいものであり、新しくあるとともに古いものであると、聖書の記しているところである。開かれた霊の眼を持つ者は、真なるものと異端とを、はっきり見分ける力を持っている。

「神の国はことばにはなく、力にあるのです。」（Ｉコリ四：二〇）私はこの御言葉を心の内にひしひしと感じつつ、自分の分を超えたような稿を進めてきた。

筆者は忘れたが今も心に沁みて残る一文がある。

「私のうちなる人は熱く火と燃えるとも、外は静かに水と澄む。」まさに、整えられた聖徒の、信仰的境地を言い尽くしていると言えよう。私自身の内にも外にも戦いがある。しかし私は、恵みの山を目指して登らないではおられない。私の中にも、火が熱く燃えるからである。狭霧の彼方は輝く青空であり、その頂上に立って、イエスが私を招いておられるのだから……。（完）

解　題

「神の国をめざして」が問いかける世界——実験としての信仰の軌跡——

大濱徹也

熊谷久一は、「不治の病」とみなされていたハンセン病であることを告知され、死の彷徨を重ねた末に、一九三〇年（昭和五）五月に青森県の北部保養院にたどりつきました。久一、二二歳の春。ここに久一は、札幌富貴堂で職場の宗教として接していたキリスト教にあらためて出会い、世に捨てられた己の生きる場を聖書が説き聞かせる信仰に求めていくこととなります。その回心にいたる記録は「傷める魂」に読みとれます。

北部保養院のキリスト教

北部保養院では、一九一二年（明治四五）五月に日本聖公会の青森聖安得烈（アンデレ）教会伝道師詫間六郎の訪問伝道が始まり、一九一五年（大正四）に礼拝堂が新築され、青森聖安得烈教会ニコルス長老により開所式が行われました。この礼拝堂は各宗教共用と位置づけられたものです。一七年に久一を信仰に導くこととなる阿保三郎が入院、一九年に最初のクリスマス祝会が入院患者四七名、家族五名の信徒でもたれました。

二〇年より青森ホーリネス教会の安倍豊造（一八九一〜一九七九）、二四年より青森メソヂスト教会藤田恒男（一八八九〜一九八〇）の訪問伝道がはじまり、受洗者一名を得ました。二五年には、女医として田中逸野が夫である牧師の田中真三郎とともに嘱託医として赴任。この年、受洗者一六名。一九二六年六月には青森聖安得烈教会より宣教師ミス・スペンサーの慰問があるなど、保養院ではキリスト教伝道が活発に展開されていきます（「松丘聖ミカエル教会の歴史」）。

かくて一九二六年（昭和元）一二月聖公会、ホーリネス、メソヂストが合同して田中眞三郎牧師夫妻の命名で「ハレルヤ会」を結成、会員は聖公会一六、ホーリネス一七、メソヂスト一の三四名。このようなキリスト教伝道が盛行するなか、二七年に日蓮宗などの仏教各派は天理教も参加した「白道会」を結成して対抗します。

群馬県の草津明星団より「らい者牧師」安倍千太郎が育てた伝道師小倉兼治、伊原国策が二七年に入院、「らい者によるらい者への伝道」が始まります。その伝道は、仏教徒の反撥迫害により、小倉・伊原の両伝道師が草津明星団に引き揚げたことで挫折しました。

このようななかで二八年三月には青森ホーリネス教会伊藤文康牧師の訪問伝道で四名が受洗。しかしキリスト教の熱心な活動は、七月三一日に教会裏手よりの出火で北部保養院が全焼（第一回）、キリスト教に対する反撥からの放火事件をもたらしました。迫害のなかで新会堂は、翌二九年に新築され、青森聖安得烈教会のビンステッド師による開所式が営まれました。

一九三〇年代初頭の北部保養院には、キリスト教への迫害が顕在化するなかで、キリスト教伝道も活発に展開され、キリスト教の熱気が充満していました。三一年から三三年にかけ、青森ホーリネス教会に赴任した松森儀正・篠原春一牧師が伝道を再開、一三名が受洗しますが、教会備え付けの聖書、讃美歌、聖歌が井戸に投げ込まれ、集会が中止に追い込まれております。熊谷久一は、ハンセン病者として絶望の淵に立たされ、闇夜を彷徨するなかで、キリスト教の熱気が漂う北部保養院に三〇年にたどりついたのです。救いを求める飢えた魂は聖書が説き語る言葉にひきこまれていきます。

キリスト教との出会い

このような一九三〇年代初頭の保養院にみられるキリスト教熱こそは、「人生の初舞台に乗り出さんと第一歩を踏み出した瞬間、奈落のどん底へ落ち込ん」(「傷める魂」)でいた久一にとり、「傷める魂」を蘇生させる器となります。ここに久一は、導かれるままに宗教としてのキリスト教を学び、聖書を己の眼で読み確かめるなかで、心の底に澱む何故に「癩」という「業病」を負わされたのか、己にいかなる「罪」があるのか、と思い惑い、神に向き合います。その呻き怒り、そして絶望の深さはヨブの歎きを想起させます（聖書引用　新共同訳）。

わたしの生まれた日は消えうせよ。
男の子をみごもったことを告げた夜も。
その日は闇となれ。
神が上から顧みることなく
光もこれを輝かすな。（ヨブ記　三章一～四節）

なぜ、わたしの母は胎にいるうちに
　死んでしまわなかったのか。
せめて、生まれてすぐに息絶えなかったのか。
なぜ、膝があってわたしを抱き
乳房があって乳を飲ませたのか。
それさえなければ、今は黙して伏し
憩いを得て眠りについていたであろうに。（ヨブ記　三章一一～一三節）

この久一の歎きを受けとめたのは、入院した翌三一年に一七歳の阿保キヨと結婚していることよりみて、キヨの叔父阿保三郎であったのではないでしょうか。阿保三郎は、盲目・義足・咽喉切開という重い身でしたが、その存在が北部保養院の患者組織を取り仕切っていた者と「杯を交わした」人物として、院内で一目おかれていました。

阿保は、迫害と弾圧の嵐吹くなかで、「杯を交わした」人物との関係で力をもつのではなく、「神の御懐裡のなかに霊的指導者」となっていく道を選びます。その背景には、北部保養院の信徒団ハレルヤ会が三三年に礼拝形式や教理解釈の問題が顕在化し、聖公会とホーリネスに分裂、解散においこまれた群の状況がありました。ここに分離したホーリネスの群は、ホーリネス教会が中田重治の『聖書より見たる日本』（一九三二年）をめぐり分裂していくなかで、阿保が師事した中田と行動を共にし、「きよめ派」とみなされたのです。

このホーリネスの群は、阿保を中心とした十数名の者からなり、監督中田重治によって「聖城団」と命名されました。しかし聖城団は、中田が指導する日本ホーリネス教会きよめ派であるがため、青森ホーリネス教会からも孤立し、その存在が危機にさらされました。阿保は、ここにとどまった約十数名の信徒団の「霊的指導者」として、「一日八時間も祈りの祭壇に仕えて、残された小さな群を守り導い」たのです（「松丘聖生会沿革史」）。

この「聖城団」なる名称は、中田監督が「聖なる都、新しいエルサレムが、夫のために着飾った花嫁のように用意を整えて、神のもとを離れ、天から下って来るのを見た。」（黙示録二一章二節）との幻想にうながされ命名したものです。その想いは、北部保養院がある松丘を日本のエルサレムとみなし、ハンセン病者を聖化しようとの祈りにほかなりません。

聖城団は、阿保会長の霊的指導を得て信仰に励み、その下で三名の受洗者を出しました。久一はこの三名のなかの一人ではないでしょうか。かつ、阿保三郎の姪キヨとの結婚は、「夫のために着飾った花嫁」として、久一とともに新しいエルサレムを実現していくとの想いが託されていたのだといえましょう。まさに阿保三郎は、松丘を日本のエルサレムにしようとの熱き祈りをもって、久一と姪のキヨの結婚を祝福したのです。キヨは、一九一四年生まれで二二年に北部保養院に入所、両手足が不自由で片足が義足でした。

しかし聖城団の存在は、三六年一〇月の礼拝堂よりの出火で北部保養院が全焼（第二回）したことで、院内で厳しい状況に追いこまれていきます。この火事は、キリスト教に反撥した者の放火かといわれましたが、失火でした。

院内では、三七年七月に始まる日中戦争下、キリスト教に対する風圧が厳しさをまし、三八年八月には中條資俊院長によって松丘弥広神社（祭神天照大神、明治天皇）が創建され、四〇年にキリスト教各派共用の礼拝堂、仏教の楓林寺が建立されました。病者への宗教による慰藉は求められていたのです。この間、賀川豊彦が三九・四〇年と慰問に訪れ、各教派の牧師による訪問伝道がなされております。しかし院内には、キリスト教のみならず、相互に敵対する宗派間の隠微な対立確執が渦巻いていたようです。

三九年九月一六日国立療養所東北新生園が開設され、四一年七月一日に北部保養院は国立に移管され松丘保養園と改称。

四〇年一一月に久一は、北部保養院に渦巻く諸宗教の確執に堪え得ず、「逃走」というかたちで新設された東北新生園に奔りました。翌四一年四月三日、久一が師と仰いだ聖城団の初代会長阿保三郎が天に召されました、享年五一歳。ここに久一は、叔父三郎の死をみとった妻キヨを東北新生園によびよせたのです。

四一年、日本基督教団が成立、日本のプロテスタント諸教派が教団の下にとりこまれていきます。日本ホーリネス教会は、教団から孤立し、信仰の原理を守ったがために、治安維持法により保養院の伝道に尽力した牧師が投獄されました。かくて四三年四月七日、聖城団はホーリネスきよめ派の解散により、その存在の場を失ったのです。ここに工藤吉五郎ら七名の信徒は青森聖安得烈教会に転会させられました。

敗戦—信仰の昂揚

松丘保養園では、一九四五年八月一五日の敗戦を迎え、一二月一六日に「進駐軍」の視察を受け、松丘弥広神社が解体され、敗戦後のキリスト教熱にうながされ、信仰復興と教会の再建が進められていく。ここに四六年一二月二二日、戦後初めてのクリスマス祝会を前にし、教派をこえた団体として、「聖生会」が結成され、会長に工藤吉五郎を選任し、戦争で荒廃した園の信仰復興をめざします。聖生会は、聖公会二四名、ホーリネス九名、カトリック四名の三七名が参加し、教派にとらわれないキリスト者の団体として、四九年から教会学校を開設、キリスト教各派教会の支援を受け、園内の伝道に励み、八名の受洗者を出すまでになっています。

しかし聖生会は、五四年に松丘カトリック教会が新会堂を得たことで独立、五六年一〇月に好善社の斡旋で新会堂が与えられましたが、祭壇問題がおこり、教会総会で各自が教会を撰ぶこととなり、聖公会系の松丘聖ミカエル教会三七名、ホーリネス系の松丘聖生会五六名が分離独立しました。かくて松丘聖生会は、一二月より藤田恒男牧師が牧会にあたり、クリスマスの受洗者一九名をあたえられ、会員九三名と記録されるほどに、「生ける神の御言なる聖書を大切に、主イエス・キリストの十字架・復活・再臨の信仰」に生きる群として再出発したのです。

聖生会は、海外宣教団の支援をはじめ、内外の牧師・宣教師の訪問伝道でその存在が世間に知られて行きます。五八年九月二九日には前東大総長矢内原忠雄（一八九三〜一九六一）、内村鑑三の弟子である無教会キリスト者が青森県下講演旅行において、二八日夜の東奥義塾、二九日午前松丘保養園、午後青森県高等学校教育研究会総会、夜青森県教育委員会主催の市民講座という過密な日程のなかで、松丘を訪問、松丘会館で講演「世界の平和と日本」をなし、松丘聖生会で「信仰の喜びと御霊の一致」を会員に話しております。矢内原は、ハンセン病者に心を寄せ、その信仰誌『嘉信』は全国のハンセン病療養所で広く読まれていました。矢内原没後、恵子夫人は、夫の志を受けとめ、『矢内原忠雄全集』と『内村鑑三全集』を聖生会の教会図書室に寄贈しております。なお矢内原の信仰の弟子荒川巌は、一九五二年に医師として松丘に赴任、師矢内原の来園に力を尽くし、七八年に園長となり、その生涯をささげました。

熊谷久一は、一九六二年五月、このような信仰的昂揚感がただよう松丘保養園に東北新生園から戻ります。この転園は、二月に東北新生園において日本新生基督教会の指導的会員が教会を脱会、それに従って一〇〇名余が離れるという事態を凝視するなかでの久一なりの決断があったのではないでしょうか。すでに四八年三月に妻キヨを天に送り、キヨの母と弟も松丘保養園で亡くなっていました。遺された久一の心には、キヨと結婚した若き日が想起され、松丘の大地に日本の聖城、聖なるエルサレムを築きたいとの阿保三郎から託された使命に想い致し、在りし日のことどもが走馬灯のように甦り、去来していたのではないでしょうか。信仰的昂揚がみられる松丘に今なら聖城が可能ではないか、と。

東北新生園では、教会を離れた人びとが「礼拝堂のない頃、寮集会といって、会員すべてが同じ日同じ時間に、十数個所に分かれ、決められていた聖書の同じ章節を自主的にまなんできたため、お互いが小集会で訓練されていました。それが身についているので、打てばひびくようになっていたこと」も幸いし、「原始教会の家の教会的な集会をもって礼拝をささげ」、己の信仰生活を貫く器の建設をめざします。ここに脱会者は、六二年三月三一日に「キリスト教信交会」を八二名の会員で設立しました。この群は、「牧師も教師もいない。一人ひとりが自分の信仰をもって立ち、それぞれ自主的に働いて、直接牧して下さる主イエスさまを仰いで託された使命を果していくべしと誓って決意を新たにした」者たちです。（「キリスト教信交会沿革史」）

キリスト教信交会は、聖日礼拝を会員の信仰感話でなし、祈祷会、学齢児童の日曜学校、集会所での聖書研究会をもち、内村鑑三の弟子である政池仁、石原兵永らの無教会の人々の訪問伝道が支えていました。その営みは、政池の『聖書の日本』、石原の『聖書の言』などの無教会の信仰誌の購読者がいたことによります。いわば信交会の信仰を支えていたのは、聖書講解を軸に、各人がイエスに向き合う無教会の作法でした。

熊谷久一は、松丘において聖書に向き合う日々において、この信交会に連なる信仰の作法で己の場をたしかめていくこととなります。まさに「神の国をめざし」は、このような信仰作法で神に向き合い、救いを求め、己の心を問い質すことで、たどりついた世界を提示したものにほかなりません。

信仰に向き合い

「神の国をめざし」と書きはじめた「創作」は「一　プロローグ」にあたり、「二　新しき生命の発見」以下が「三　聖なる世界、四　神の国がきたりつつあるのに、五　エピローグ」が「神の国をめざして」という表題で、松丘保養園の機関誌『甲田の裾』一九七八年二月号から翌七九年八月号まで連載されたものです。そこには、救いを求めて信仰に向き合うこととなった初心を「めざし」と問いかけ、己の信仰的深まりを「めざして」と書きこんでいく心の軌跡が表現されています。熊谷久一は、このような信仰の軌跡を「創作」することで、「神の国」、聖なるエルサレムたる聖城を求めて、聖書に向き合い、イエスの福音とは何かを己の信仰的実存をかけて問い質し、聖書が問いかけている教理教説を己の心に重ねて読み解く信仰の実験談を回心の記録としたのです。

久一は、教会でマルコ福音書八章二二～二六節、ヨハネ福音書九章一～八節の「生まれつきの盲人をいやす」イエスの奇跡物語を聞いたとき、イエスに癒された盲人の身に己を重ね、ハンセン病者久一の閉ざされた心を開くことが可能となりました。イエスの奇跡物語は、己の身に重ねて読みとれる世界として、久一の心を強く打ったのです。この教会との出会いは「園内放送で聖生会からのお知らせ」を聞いたことによると回想されています。

この回想は、聖生会が敗戦の翌四六年の成立であることよりみて、久一が北部保養院に入り、三一年より『甲田の裾』に投稿、三二年から連載された回心記「傷める魂」を重ねてみると、記述に年代的落差があります。こうした記憶の落差は、久一が「神の国をめざし」を己の信仰的自叙伝とも言うべき遺書として認めるにあたり、北部保養院での出会い、ハンセン病者としての暗く閉ざされた心に一筋の光をあて、信仰による人間復活の道に導いてくれた阿保三郎、キヨをめぐる阿保一族との出会いを「優子夫人」、無垢なる幼子「まりこちゃん」と「おばあさん」の物語として創作し、信仰への旅立ちの世界を美しく改鋳して聖化することなく、己の暗く絶望的な人生の再生を確認する信仰譚をはじめられなかったことによりましょう。

「プロローグ」「新しき生命の発見」は、久一が聖書と讃美歌に出会い、キリスト教に向き合うこととなった初心を、「優子夫人」、幼稚園児の「まりこちゃん」と「おばあさん」との出会いに仮託した物語として描いたものです。久一は、北部保養院における阿保三郎の家族をはじめ、そこで出会った人々の相貌を、ある聖化して問い語ることで、救いを求めて彷徨する青年の苦悩として己の心を凝視し、十字架の福音にたどりつくまでの信仰の在り方を「神の国をめざす」信仰の軌跡として世に問うことが可能になったのです。

こうした創作は、幼稚園児である「まりこちゃん」が歌う讃美歌「主イエスの道を　歩こう　まっすぐに」に託し、久一の心に刻み込まれたイエスの十字架に導かれる信仰のあるべき世界を示唆し、回心記を展開する助走に必要でした。この讃美歌は、讃美歌研究者手代木俊一さんの教示によれば、一九六六年に本田清一作詞、松田孝作曲になるもので、一九六六年版『こどもさんびか』三六番となり、現在の二〇〇二年改定版の一二〇番としておさめられているものです。

主イエスの道を　歩こう　まっすぐに
真理の道を　歩こう　まよわずに
主イエスは　道です　真理です　命です
命の道を　歩こう　終わりまで。

久一は、一九六六年に作詞作曲された讃美歌との出会いが「新しき生命の発見」をもたらしたとなし、文語訳、引照付旧新約聖書、讃美歌、聖歌集を町の書店で求め、信仰への決意をしたと述べています。この文語訳新旧約聖書を読んだことは「神の国をめざし」に引用された聖句より確かなことです。

しかし、この文語訳聖書は、一九六〇年代のものではなく、明治期に刊行されたもので、一九三〇年の入院時に手にしたものだったのではないでしょうか。この錯簡は、「エピローグ」から「新しき生命の発見」までの記述で、一九三〇年に入院した北部保養院から東北新生園へという遍歴を重ねるなかで身につけた信仰をあらためて問い質し、イエスの十字架の信仰にたどりつく第二の回心の秋に至る心の旅路を描くために必要な創作だったのです。

久一は、この歌を想起することで、宗教としてのキリスト教に心が離れそうになったとき、十字架のキリストに立ちかえり、聖書に喰らいつくことができたようです。まさに久一が手にした信仰の原体験は、「その小さな巻物を天使の手から受け取って、食べてしまった」（黙示録一〇章一〇節）ことで、身体に突き刺さった棘となり、その生命を輝かせていきます。

「おばあさん」の「あなたの病気は、神様がイエス様のところに引き寄せて下さる為の愛の綱」との言葉は、「まりこちゃん」が歌う「主イエスの道を　歩こう　まっすぐに　真理の道を　歩こう　まよわずに」という讃美歌に導かれ、聖書一巻に取り組む決断となります。ここに聖書は、久一にとり、宗教の教典としてではなく、「私を救って下さった主イエス・キリストの御言葉として、心ひきつけられて」読むもの、イエスの信仰を手にするための生命の文、信仰の器となったのです。

聖書に肉薄する久一は、「山上の説教」におけるマタイ福音書五章三節にはじまり、イエスのメッセージを読み解き、イエスがほどこした奇跡におよび、「奇跡こそ、イエスを真実、神の子として受け入れることの出来る手掛りであり、天国を開く鍵である」ことを知ります。ここには、教会で牧師が語った「盲人の癒し」で信仰に開眼した久一をして、イエスが説き語る信仰に囚われて行く相貌が読みとれます。まさに熊谷久一は、盲人の眼を開かれたというイエスの業を知ることで、民数記二四章一六・一七節の言葉「神の仰せを聞き、いと高き神の知識を持ち　全能者のお与えになる幻を見る者　倒れ伏し、目を開かれている者の言葉　わたしには彼が見える。しかし、今はいない。彼を仰いでいる。しかし、間近にではない。」が久一にせまってきたのです。その救いは次のように語られています。

救いといい、天国といい、単なる精神的状態であるものではない。肉体の中にも実際化してこそ、真の天国であると言えよう。もちろん病が治らないで終る時もある。しかしながら、天国を目指して歩む者に、その病は決して妨げになるものではない。それを乗り越えのりこえしてゆくところに、信仰が訓練されてゆくのである。

この信仰の道は、「エリ、エリ、レマ、サバクタニ」「わが神、わが神、なぜわたしをお見捨てになったのですか」（マタイ二七章四六節、マルコ一五章三四節）との悲痛な叫びを遺したイエスの十字架の死に向き合い、イエスの復活に「志の半ばに癩を病み、死生の暗夜をさ迷いつつある時、はからずも神を知り罪を知り、罪を悔い改めて救いに与った私」を確信し、この福音を説き聞かせることに励んだものの、周囲から「キリスト狂信者」と罵られ、やがて失望の淵におちこみます。ここに久一は、己の心を問い質し、「心の罪、醜さの飢えに信仰というかくれみのを被せて、麗しく飾って」いる己を知り、「あなたたち偽善者は不幸だ、白く塗った墓に似ている」（マタイ二三章二七節）と律法学者とファリサイ派の人々を難詰するイエスの声にうちのめされたのです。

パウロに導かれ

かくて久一は、「自分自身に鞭打って聖書を読み直し、祈りをはじめ、力の限りを尽くして」励むものの、

「罪の思い」に囚われ、「絶望のどん底へ落ち込んだ」のです。その絶望は牧師の言葉や教会の洗礼で癒されるものではありませんでした。この苦悩の極限にある時、パウロが語るロマ書に出会い、パウロの問いかける「内在する罪」に呻き、応答していきます。その応答は、第七章で罪の重さに「悲鳴をあげているパウロの姿は、そのまま私の姿」と、己が心を重ねて読み解き、真理にたどりつく道にほかなりません。

わたしはなんと惨めな人間なのでしょう。死に定められたこの体から、だれがわたしを救ってくれるでしょうか。わたしたちの主イエス・キリストを通して神に感謝いたします。このように、わたし自身は心では神の律法に仕えていますが、肉では罪の法則に仕えているのです。（ロマ書七章二四・二五節）

かくて久一は、イエス・キリストの十字架が贖罪の信仰であることを実感し、「イエス・キリストの十字架を新しく仰ぎまつることが出来、そして、魂の中、体の中にまで、全く今まで感じたことのない不思議な力満ち溢れてくるのを感じた」、と告白します。その力は聖霊の働きとなし、この「聖霊様」に感謝し、「聖霊様御自身が、私のような者の中にまで入り込んで下さって、内側から悟らせて下さった」と、聖霊の大なる働きを述べています。ここに「聖霊様」と人格化した表現は「神の霊のもとにある歩み」を説くロマ書八章が語りかける世界があったことによります。

神の霊があなたがたの内に宿っているかぎり、あなたがたは、肉ではなく霊の支配下にいます。キリストの霊を持たない者は、キリストに属していません。キリストがあなたがたの内におられるならば、体は罪によって死んでいても、〝霊〟は義によって命となっています。もし、イエスを死者の中から復活させた方の霊が、あなたがたの内に宿っているなら、キリストを死者の中から復活させた方は、あなたがたの内に宿っているその霊によって、あなたがたの死ぬはずの体をも生かしてくださるでしょう。（ロマ書八章九～一一節）

久一は、「神の子とする霊を受けた」者として、「神の相続人、しかもキリストと共同の相続人です、キリストと共に苦しむなら、共にその栄光をも受ける」（ロマ書八章一六節）ことになります。そこには、現在の苦難が将来への希望となる霊に導かれた信仰者の在り方が示されていました。パウロは次のように述べています。

被造物はすべて今日まで、共に呻き、共に産みの苦しみを味わっていることを、わたしたちは知っています。被造物だけではなく、〝霊〟の初穂をいただいているわたしたちも、神の子とされること、つまり、体の贖われることを、心の中で呻きながら待ち望んでいます。わたしたちは、このような希望によって救われているのです。見えるものに対する希望は希望ではありません。現に見ているものをたれがなお望むでしょうか。わたしたちは、目に見えないものを望んでいるなら、忍耐して待ち望むのです。

同様に、〝霊〟も弱いわたしたちを助けてくださいます。わたしたちはどう祈るべきかを知りませんが、〝霊〟自らが、言葉に表せない呻きをもって執り成してくださるからです。人の心を見抜く方は、〝霊〟の思いが何であるかを知っておられます。〝霊〟は神の御心に従って、聖なる者たちのために執り成して下さるからです。神を愛する者たち、つまり、御計画に従って召された者たちは、万事が益となるように共に働くということを、わたしたちは知っています。（ロマ書　八章二一―二八節）

パウロがこのように語りかけた世界を知ることで、久一は「聖霊様」が命じるままにイエスの十字架による死が罪を贖い、救いに至らせたのだと云う確信を得ることで、十字架教ともいうべき信仰に生きることとなります。この罪からの解放という実感こそは、「信仰は知識ではない。体験である。天国は憧れではなく、私たちの心の中にある」といわしめたのです。

聖霊、きよめ、再臨

このような久一の信仰は、十字架教ともいうべきものですが、聖霊の働きなくしてありえないことと認識されていました。その聖霊は、「聖霊様」と人格化されていますように、久一の内奥にはいりこみ回心をうながしたものと自覚されていました。このことこそは、信仰を知識で解釈するのではなく、生活のなかで己の心の在り方を聖書によって問い質すという実験で確かめていく信仰作法にほかなりません。このような信仰作法の核にある「聖霊なるお方」は次のようなものと説かれています。

聖霊なるお方を、決してエネルギーのような存在として考えてはならない。三位一体の第三位の、人格なる神である。私たちの内深く入り込んで、私たちの霊性をきよめ、私たちの生まれつきの古い良心をきよめて、清い良心に創りかえ、私たちの理性を神の真理に適う理性に変えさらに私たちの肉体までをも、神の器なる、霊の宮としてきよめ、強め、守って下さるのである。

言葉をかえるなら、それは霊なるキリストであり、天国を私たちの裡に芽生えさせ、根を下させ、成長させて神の御心に適うものに一切を創り化えて下さる御方である。

私たちは、内に聖霊をいただいて初めて真の神の国を知り、霊の世界を知り、また聖霊の人をも、それと感じとるのである。聖霊の人は聖霊の人を知る。そこは、聖霊によって共鳴、共感する世界である。

熊谷久一は、かく聖霊の働きを説くとともに、キリストの血による「きよめ」を重視、聖化の世界をめざし、イエスの再臨を待ち望み、「再臨の世界あってこそ、真に福音なのであり、真の宗教、真の信仰」と揚言します。この思いは、教会の現況を厳しく問う言説となり、やがて聖書を「聖化と再臨と、二つの目をもって読み出」すことで、「神の国を待ち望む信仰に燃える」日々に、己の信仰の在り方を問い語ったのが「神の国をめざして」にほかなりません。久一にとり聖書は、「聖霊に導かれて書き、編集し、増減をゆるさぬものとして神が決定された」「神の言葉、絶対の権威を持つ書物」であり、「聖徒の血潮によって書きつづられてきた」ものだけに、その一字一句をもゆるがせに出来ない「聖典」であり、ハンセン病者たる己に生命を吹き込み、傷つける身心をきよめ、聖なる都に教導してくれる生命の書にほかなりません。

その信仰像には、「聖霊」「きよめ」「再臨」を己の信仰の原点にしていますように、中田重治に学んだ阿保三郎から受け継いだホーリネスの信仰が刻印されています。かつ、東北新生園で身につけた聖書を己の生きかたに重ねて問い質し、生命の糧として読むという無教会にみられる信仰作法が息づいております。このような信仰のありかたは、新生園の無教会的気風が久一の心身に刻印されているホーリネスの色合いの故に、相互の聖書解釈に違和感をもち、孤立感にとらわれていたことでしょう。

一方、松丘保養園では、新生園で身につけた聖書を読むなかに己の信仰を読みとろうとする久一にとり、ホーリネス教会に集う聖生園の教会色がなじめなかったのではないでしょうか。この孤立感は、久一をして教会との距離をとらせ、聖霊、きよめ、再臨という信仰を説き、聖書を読み解くことで身につけた己の信仰的確信に頑ななまでこだわり、老いとともに己が道を歩ませた足跡を遺させた志だと言えましょう。

その筆名「北島青葉」なる名称には、北の島たる北海道で生い育った者として「北島」と己の所在を明示し、「青葉」にイエスの十字架の信仰を生命となし、再臨の信仰に明日の希望をたくして生きる輝きに想いを馳せ、「癩園」という荒野に青く芽吹く若葉のごとく信仰が萌え出るとの思いがこめられています。まさに「神の国をめざして」は、「癩者」の故に人生を閉ざされた者が、イエスの十字架の福音に出会い、その救いの原理を読み解くことで、一個の人間として己の場を取りもどしていく信仰の物語、回心記として心をゆする作品です。

おわりに

久一が聖書を読み解くためにどのような書物を手にしたかは、松丘保養園の図書館蔵書目録にキリスト教に関する書名を見出せず、松丘聖生会の記録に内村鑑三全集、矢内原忠雄全集が寄贈されたとありますものの、その蔵書目録を確認できないがため、現在のところ不明です。たしかに久一のロマ書理解には、内村鑑三が『羅馬書の研究』(『聖書之研究』二四一〜二六八　一九二一年二月一〇日〜二二年一一月二〇日『内村鑑三全集』二六　一九八二年)で説いた言説に近いものが読みとれますが、検証する術がありません。しかし、久一の聖霊論にみられる信仰像は、内村が「聖霊に関する研究」(『聖書之研究』二五四・二五五号　一九二一年九月一〇日、一〇月一〇日『内村鑑三全集』二六)で説いた世界につながる共鳴盤が読みとれます。

聖霊は人格者である、「御方」である、我等これに依らずしては此弱き肉にありて此罪の世に勝つことを得ない、聖霊あるに依り福音は地上にての実行力となる、聖霊を除きし信仰に美はしき所、慕ふべき所あれど、聖霊ありて初めて信仰は勝利をもたらす信仰となる、我等切に聖霊の恩賜を祈求せんかな！　然り聖霊の恩賜を祈求せんかな！

久一がどれだけ内村の世界にふれていたかを検証する術はありません。しかしそこには、若き日に内村が「然らば我は何なるか、夜暗くして泣く赤児、光ほしさに泣く赤児、泣くよりほかに言語なし」と己の罪に涙し、「わが能ふることは祈ることのみ」(『求安録』)とした世界に共鳴しうる器があります。この共鳴盤こそは、内村がパウロと格闘したように、久一をして「パウロの姿は、そのまま私の姿である」と、罪に呻くパウロに己を重ね、パウロに同伴して歩むなかに己の信仰体験を検証するなかで信仰の証を吐露せしめたものにほかなりません。それだけに「神の国をめざして」は、机上の学理として説かれた回心記ではなく、「癩」という重荷に泣くなかで、イエスの十字架に出会い、十字架教とも言うべき信仰の奥義にたどりつく足跡を信仰の実験として具体的に説いた作品、回心記となりえたのです。

このような信仰の実験こそは、厳しい教会批判となり、世間にみる「キリスト者」像を糾弾したがゆえに、世にいう「キリスト者」の世界からも久一を孤絶させたのだといえましょう。それだけに久一は、己の「神の国をめざす」こととなり、現在求められている信仰とは何かに想いをはせ、イエスのメッセージが生きる命の糧となるには何が問われているかを「神の国をめざして」に認め、己の生きる場を提示したのです。想うに昨今、教会、無教会を問わずイエスが問いかけた信仰が「神学」的言説に彩られていますものの、生きている我に想いおよばぬ観念の絵空事になっているだけに、ここに提示された熊谷久一の実験に学びとるもの大なるものがあります。

熊谷久一略年表

掲載原稿名（カッコ書はペンネーム）

一九〇八（明治四一年）
　二月一五日　熊谷庄次郎・みよの三男として、東倶知安村（現・京極町）で出生
一九二〇（大正九年）　一二歳
　公立東倶知安村安川上尋常小学校、第一〇回生として卒業
一九二五（大正一四年）　一七歳
　恩師の勧めで出札。札幌富貴堂に就職。社長の好意で夜学に学ぶ
一九二八（昭和三年）　二〇歳
　北海道普通文官試験合格。北海道庁学務部勤務
一九二九（昭和四年）　二一歳
　一一月七日　北海道帝國大学付属病院にて、ハンセン病の診断を受ける。
　北海道庁を退職し、青森県弘前市に出向き、ハンセン病民間治療施設、内務省認可家伝薬喜宝丸本
　　舗川崎恵谷堂にて大風子油による治療をうけながら、丸薬の製法技術を学ぶ
一九三〇（昭和五年）　二二歳
　三月　上京、上野公園などを散策
　五月一六日　青森県新城村石江北部保養院（現・松丘保養園）入所

一二月一〇日『甲田の裾』創刊号発行　通巻一号
一九三一（昭和六年）二三歳
キリスト教入信（ホーリネス）
阿保キヨ（一七才）と結婚
一月『甲田の裾』一月号に「母を送りて」ペンネーム（久子）で初投稿　以後、短歌、随筆等を
ペンネーム「熊谷青葉」で毎号のごとく投稿
三月　短歌「お通夜の晩に」（久子）（青葉）二つのペンネームで投稿
五月　詩「我らの故郷」（熊谷青葉）
七月「悦子ちゃんと敏ちゃん」（ヒサイチ）
一九三二（昭和七年）二四歳
五月二五日　本籍を東倶知安村から青森県東津軽郡新城村石江字平山一九番地に分家届出（同日、
新城村長工藤英夫受付　同月二七日送付除籍　代理、助役・豊田（印））
一一月三日　北部保養院教育部児童講師に任命される
三月「傷める魂」（青い葉）
六月「只知れり」（ヒサイチ）
七月「お母さん」（久子）
一一月「真実の精神生活へ」（青葉生）
一九三三（昭和八年）二五歳

二月一日　北部保養院教育部松岡学園校舎完成　松岡学園の担任として正式に任命される
六月二日　松岡学園で共に教育活動をしていた、武田匡（顧問）が死去　享年二〇歳　ショックを
　受ける
一月「愛する祖国を救わずや」（クマ公）
「心の断片」（青葉）
「雪国の追憶」（ヒサイチ）投稿
「雪が降っても子供は元気だ」（クマガイ）
松岡児童欄に「可憐な学徒」児童講師（クマガイ）
三月「教育部が出来て」（熊谷久一）初めて本名で投稿
四月「雪国の王者」（熊谷久一）
五月「春の断想」（青葉）
八月　詩「武田君に餞る」（青葉）
一二月「顧みる一ケ年」教育部（熊谷久一）
一九三四（昭和九年）二六歳
四月二〇日　教育部松岡学園教師辞任、北部保養院を軽快退院
一月「らい療養所内の教育」（熊谷久一）
五月「新しい一歩を」（熊谷久一）、児童欄に「さらば」（ヒサイチ）
一九三五（昭和一〇年）二七歳

「可憐の戦士?」（青葉）、「此の日の思い出」（熊谷久）

一九三八（昭和一三年）　三〇歳

三月　児童舎（若竹寮、若草寮）の養育係の舎長に任命され子供の生活全般を指導・監督する立場になる

一九三九（昭和一四年）　三一歳

三月「新しい誕生」

六月一三日　受け持ち児童二名、児童舎追放処分となる

六月下旬　児童舎・舎長辞任

九月一六日　国立療養所東北新生園開設

一九四〇（昭和一五年）　三二歳

一一月一六日　北部保養院を退院し国立療養所東北新生園に入園（逃走の扱い）

一九四一（昭和一六年）　三三歳

八月一四日　妻・阿保キヨ、国立療養所東北新生園に入園（逃走の扱い）

七月一日　北部保養院国立移管となり、国立療養所松丘保養園と改称

一九四三（昭和一八年）　三五歳

三月　北部保養院時代の児童舎「若竹寮」の教え子、滝田十和男が東北新生園に入所し、身の回りの世話を受ける。この時、既に失明していた

一九四四（昭和一九年）　三六歳

熊谷家の長男、久一の兄・熊谷源治郎が東北新生園を面会のため訪問

一九四七（昭和二二年）　三九歳

九月六日　妻・キヨ、東北新生園にて逝去（享年三四歳）、遺骨は園の納骨堂に納める

一九五五（昭和三〇年）　四七歳

五月六日　父・熊谷庄次郎逝去（享年七四歳）

一九五六（昭和三一年）　四八歳

この頃より点字を学び始め、打てるようになる。点字聖書を舌読する

東北新生園機関誌『戸伊摩』五月号に短歌投稿開始、ペンネームをこれ以降「北島青葉」とする

以後、東北新生園機関誌（名称変更）『新生』に短歌投稿

一九六〇（昭和三五年）　五二歳

六月二〇日　母・熊谷みよ逝去（享年七五歳）

一九六二（昭和三七年）　五四歳

五月二四日国立療養所東北新生園退園、国立療養所松丘保養園に再入園する

一九六三（昭和三八年）　五五歳

八月「看護新体制のあけくれ」（一）（北島青葉）

九月「看護新体制のあけくれ」（二）（北島青葉）

一九七五（昭和五〇年）　六八～七〇歳

七月　創作『辛夷の花』（北島青葉）（一九七八年三月号まで一一回シリーズで掲載）

一九七八（昭和五三年）　七〇～七一歳
　二月　創作『神の国をめざして』（北島青葉）（一九七九年八月号まで一四回シリーズで掲載）
一九八三（昭和五八年）
　六月一〇日　松丘保養園にて逝去。享年七六歳
一九九七（平成〇八年）
　八月一二日　青森市月見野霊園・教会墓地に埋葬

二〇一一（平成二四年）　久一の姪・森元智恵子、甥・後藤誠二、松丘保養園を訪問し青森市月見野霊園墓参。機関誌『甲田の裾』より遺稿発掘
二〇一三（平成二五年）　後藤誠二、小林慧子、松丘保養園訪問。機関誌『甲田の裾』より、多数遺稿発掘
二〇一四（平成二六年）　東北新生園機関誌『戸伊摩』『新生』に昭和三一年から昭和三四年に登載された短歌が多数発掘される（東北新生園の瀬川将弘氏への照会による）

熊谷久一の故郷・京極町

京極町は、蝦夷富士と呼ばれる美しい羊蹄山のすそ野に広がる農村風景、そこは広大であり力強さと安らぎを感じさせてくれ、現在「最も美しい村連合」に加盟しています。また京極のふきだし湧水は、羊蹄山に降った雨や雪が地下に浸透し、数十年の歳月をかけて京極町に湧出したもので、適度にミネラルを含んだまろやかな味と、一年を通して六・五度前後の水温が特徴で豊かな恵みを地元に与えています。

平成八年京極町は、開基百年を迎えました。ふるさと『京極町史』寄稿文の中で、詩人・長尾登は「京極開拓原人讃歌」と題し謳いあげました。熊谷家の一族も、京極開拓のために力強く鍬を振るい土を耕し、町の発展のために尽力したのです。久一の心の故郷、京極町はいつも美しく耀いていたことでしょう。

京極開拓原人讃歌　　　　**長尾　登**

天を覆い尽くさんばかりの原生林の　一本の巨木に
鉞《まさかり》の一撃が、渾身の力を籠めて振り下ろされた時
わが故郷の　開拓百年の歴史が始まった。
時は　明治三十年――。
金本位制が確立され　日本の産業革命が

大きな飛躍に転ずる年であった。
千古不伐の大地を　人間の膂力《りょりょく》だけで開墾する労苦は
まさに　筆舌に尽くし難かったに違いない。
身の丈以上の曲り竹を　まず切り払い
樹齢数百年もの喬木に　素手同然の　鉞《まさかり》や鋸《のこぎり》で立ち向かい
楔《くさび》や槌で　とどめを刺しながら　一本一本打ち倒し
ある物は　用材として運び　ある物は　焚き木として蓄え
深く広く大地を噛んだ巨大な根株には　鎖をがっしりと回し
駑馬《どば》を鞭打って挽き起させ
火を放ち　岩を砕き
かくして　ようやく　鍬を振るう段にまで漕ぎつけ
耕したいくばくかの処女地を足掛かりにしながら
徐々に　徐々に　今日《こんにち》の沃野を　誕生させて来たのだろう。

「人生　至る所青山あり」——とは言え
住み慣れた内地に訣別するに当たっては
目の眩む高さから　滝壺めがけて飛び込むような決意を要したに違いない。
それでも　あえて　後を振り返らず

眦《まなじり》を決し　荒れ狂う海を渡って
新天地ワッカタサップにやって来た　探検家にも似たわが父祖達――。
ある者は　野望に燃え　ある者は　一攫千金を夢見
ある者は　重苦しい因習に抗《あらが》い　ある者は　いわれなき差別より逃れ
ある者は　罪業を隠し　ある者は　愛する人を奪って
そしてある者は　己《おの》が信ずる世界の創造のために…。

それら数多《あまた》の　悲愴にして果敢なる精神の持ち主を父祖に持つことは
私達の何よりの誇り――。
およそ半年もの間　雪に覆われる　北辺の峻烈極まりない火山灰土帯を
雄々しくも　墳墓の地と定めて
苦闘を繰り広げた　父祖達の人生は
この世の　何よりも尊く壮大な人生のドラマ――。

こうして生まれた
シナリオの無い　百年のドラマを偲ぶことは
取りも直さず　ここから始まる　故郷の新しい世紀を
夢豊かに　遠望することでもあるのだ。

——まず　笹小屋を建て　丸太橋を架け
学校を作り　墓地を設け
幾多の苦難の末に
電灯線を引き　組合を発足させ
鉱山を開発し　鉄道を敷設し
相次ぐ戦争で
かけがいの無い肉親を失い…
騙されても　踏みにじられても　挫折しても
じっと　耐えて　考えて　挑戦し直して
なおかつ　軒昂《けんこう》たる
永遠のパイオニア——京極開拓原人達よ。

秀麗無双なる　火山の麓に
われらが〈ふるさと〉を拓《ひら》き賜いたる
父祖の霊よ　安らけくあれ——。
美《うま》しき水の　とこしえに湧き続ける　火の山の麓を
声高《こわだか》に〈ふるさと〉として誇り得る
夢多き若人達に　幸多かれ——。

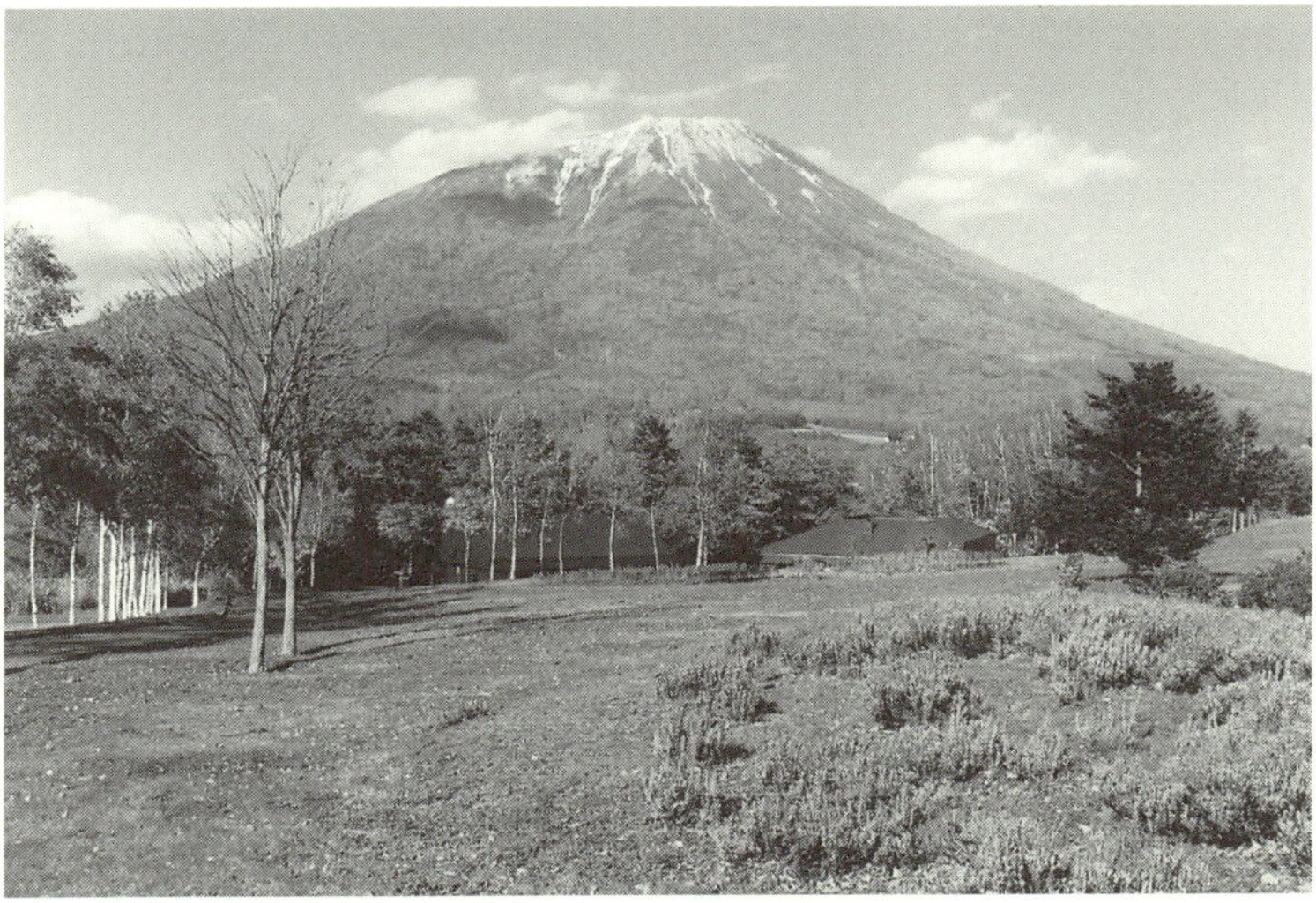

熊谷久一の故郷の山、初冠雪の羊蹄山（蝦夷富士）

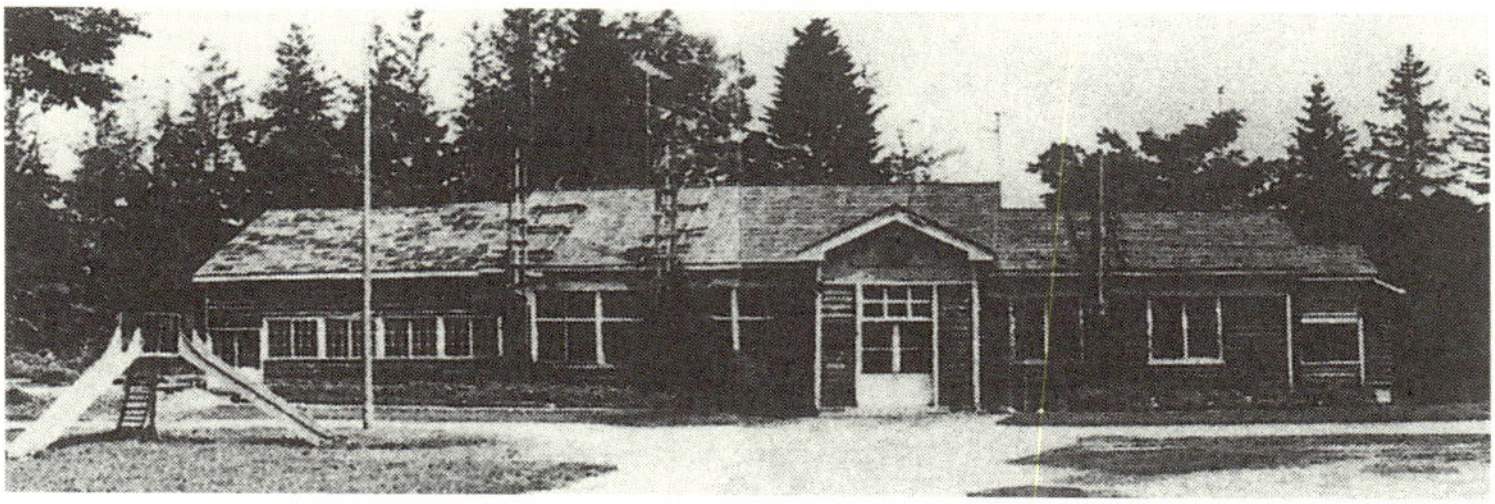

久一の卒業した更進小学校（昭和 40 年の写真）

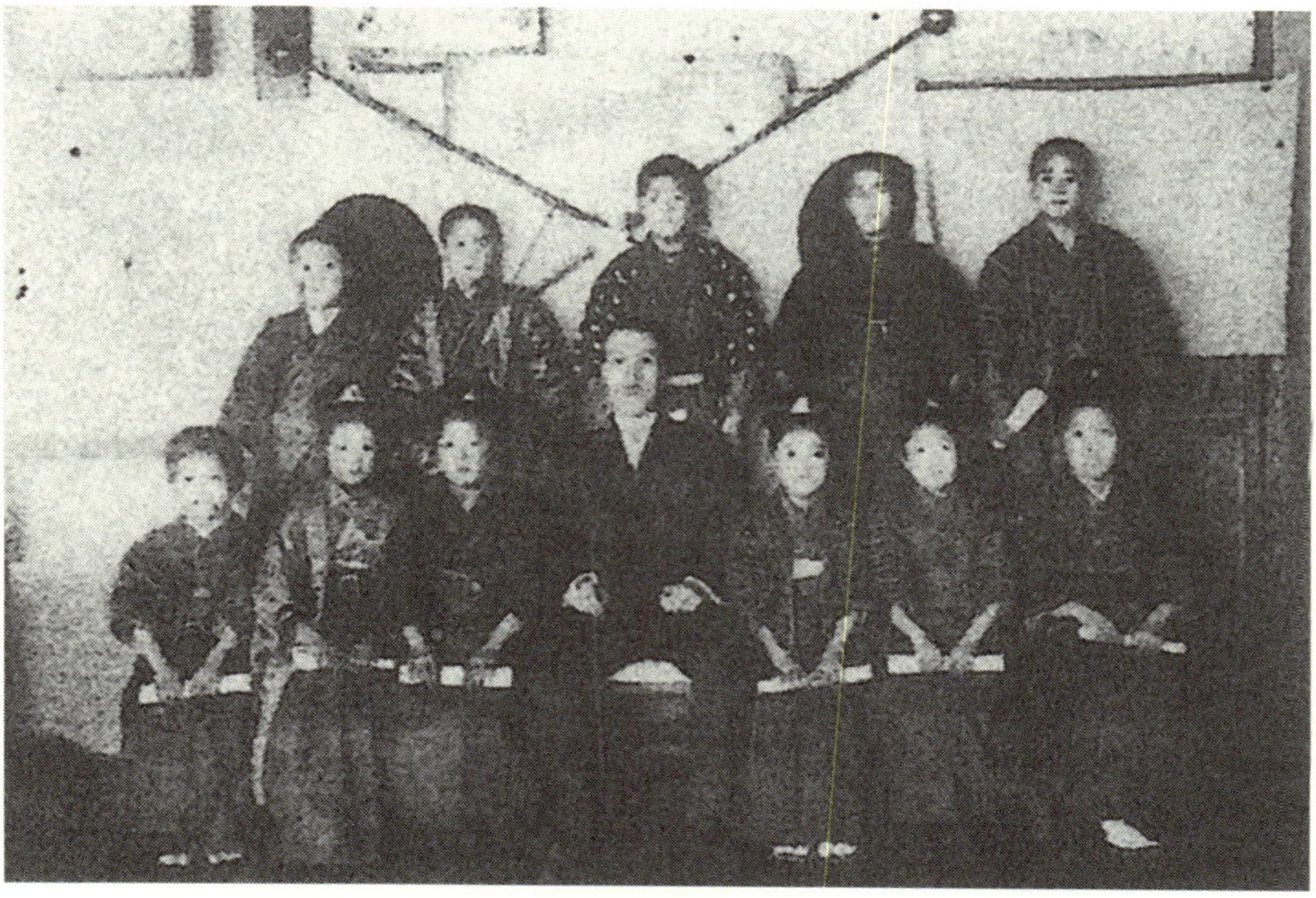

大正９年３月の第 10 回卒業式（後列左端が久一）

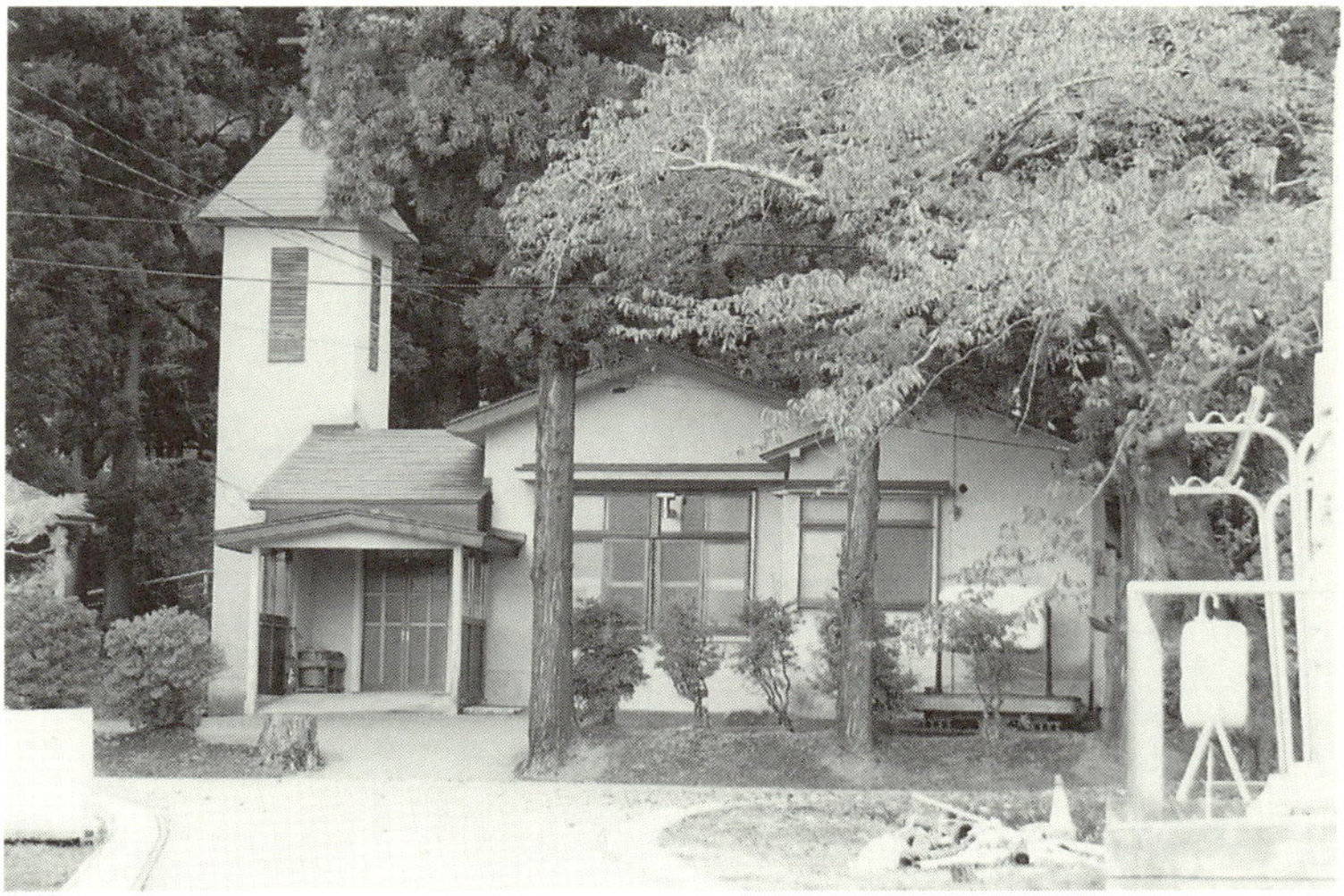

久一が洗礼を受けたキリスト教松丘聖生会

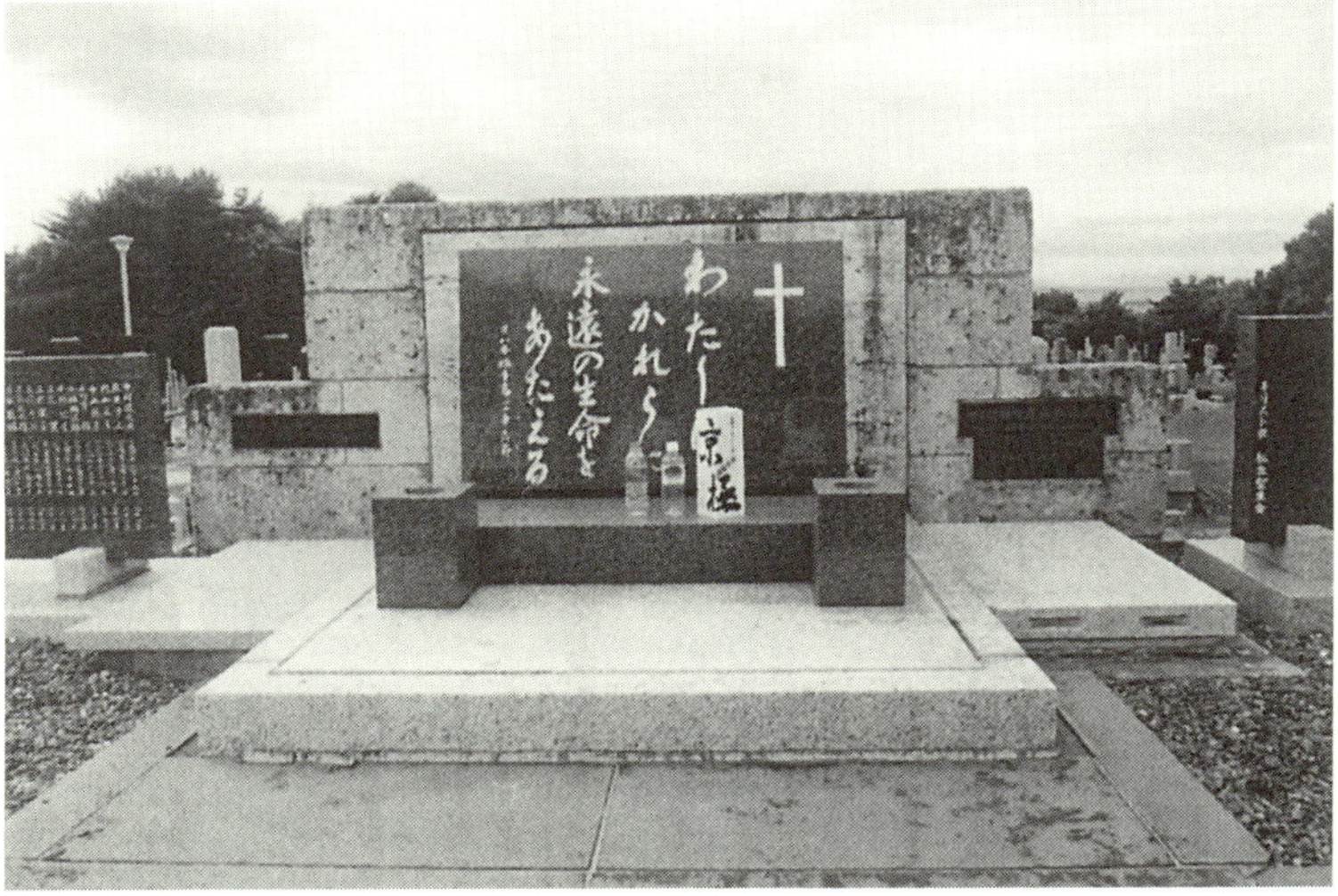

久一が眠る青森市月見野霊園の教会墓地

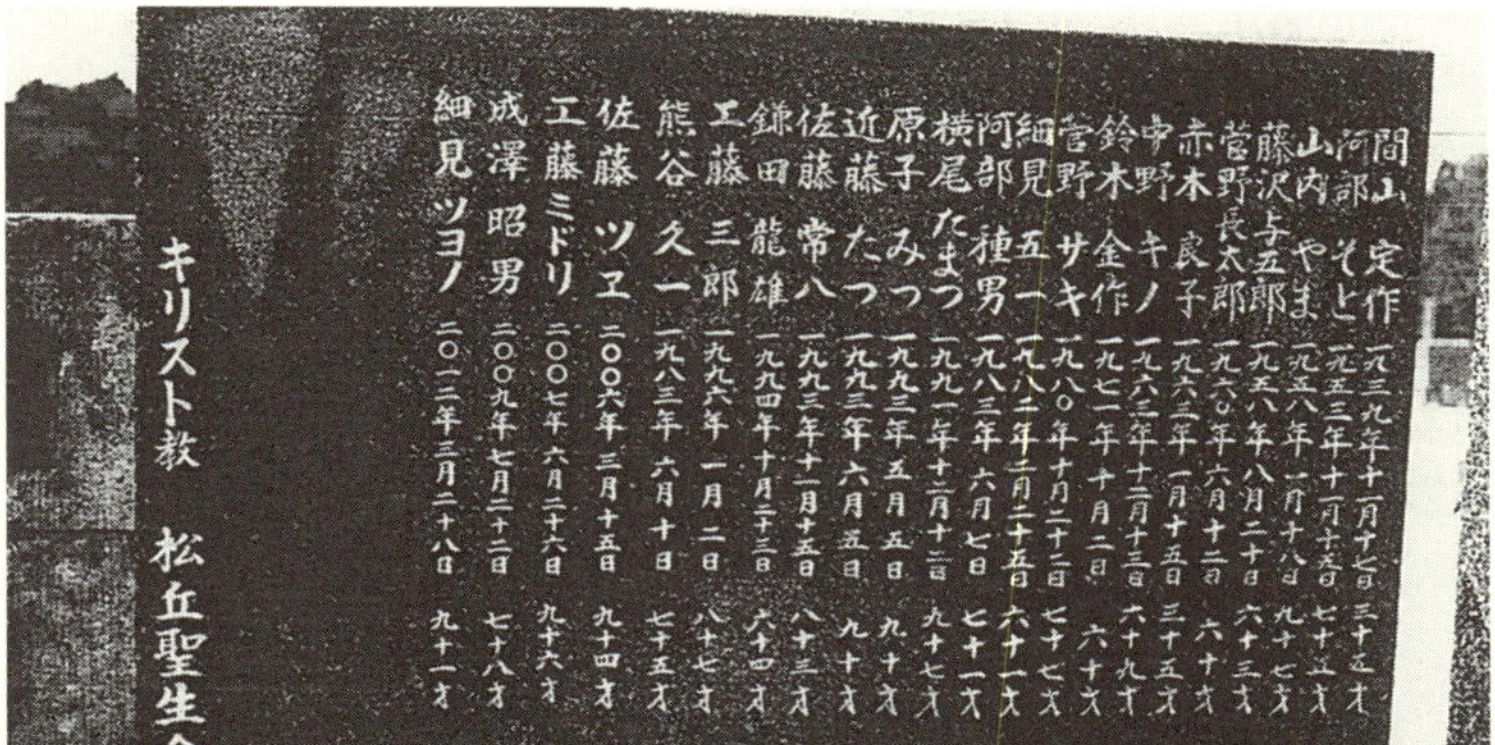

教会墓地に建てられた久一の名が刻まれた墓碑

あとがき

この度、縁あって私の友人森元智恵子さんの叔父さんである、故・熊谷久一さんを知り、『甲田の裾』に掲載された貴重な感動の作品の数々に触れ、これらを是非纏め遺したいとの思いにかられました。

熊谷家の物語は、後藤誠二さん、森元智恵子さんの祖父・熊谷庄次郎が二二歳の時、「愛知県開拓団」の一員として一八九四年（明治二七）の渡道に始まります。明治二四（一八九一）年一〇月二八日に起きたマグニチュード八・四という「濃尾大地震」により、心ならずも新天地を求め渡道を余儀なくされた北海道開拓、苦難の歴史が綴られます。この地震は、二〇一一年（平成二三）三月一一日の「東日本大震災」マグニチュード九・〇に匹敵するほどのものでした。この間の調査・研究は、後藤誠二さんが熱心に取組まれたもので、北海道開拓の歴史における貴重な位置付けになりました。

作品のベースは、松丘保園機関誌『甲田の裾』です。この機関誌は、貞明皇后の御下賜金活用としては、実質的初代中條資俊園長の先見性ある判断により、全国の療養所にさきがけ北部保養院時代の一九三〇年一二月一〇日、創刊号が刊行されました。この年は、奇しくも熊谷久一さん北部保養院入所の年であり、二〇一五年の今年は、創刊から八五年の歳月が流れました。

久一さんは、『甲田の裾』への投稿を、唯一自己表現、自己実現の手段として己れの存在意義を書き遺しました。その一端を「真実の精神生活へ」青葉生と、題した文を引用してみますと、紅葉の秋！　御下賜金記念の十一月！　私の心は悦びに躍る。嬉しさの余りつひ下手なペンを取った。我等の雑誌甲田の裾も新しい第三年目を迎へた。甲田の裾誌は大きい意味では我等癩者が全世界に呼びかける声なんだ。

我等の雑誌甲田の裾を通して我等の心的生活全部を活社会に吐露せしめよ—病者であれまた健康者であれ自己と同一人はこの地上に絶対に存在しない。各自は其の人格に於て使命に於て時間的にも空間的にも絶対的な存在なのだ。

私達は事実に於て精神生活に生きねばならぬ境遇です。魂が救はれるならば自然に浄められる、そこに真の意味の精神生活が出来るのである。

入所者の多くが、限られた空間の中で機関誌に投稿し、自己表現の手段を得、孤独と絶望に苦しみながら、ささやかな喜び、悲しみを共感しあい、慰められ己の生きる意味を模索し、また社会への発信手段としていたのでした。その中から素晴らしい文学作品の数々が生まれたのです。

熊谷久一さんの作品は、姪の森元智恵子さん、甥の後藤誠二さんの松丘保養園の訪問、更に小林、後藤さんとの再訪問により、この日を待っていたかのように、次々と陽の目を見るに至りました。これらは、松丘保養園入所者滝田十和男さんによるペンネームの解読、機関誌編集担当石田史子さんお二人の熱心な働き、さらに東北新生園の瀬川将弘さんのお力によるものと感謝申し上げます。また熊谷家のご親族の温かさが、作品発掘とまとめの大きな力となりました。

一九三〇年、前途洋々たる二二歳の青年久一さんの人生の門出は、突然夢破れることになります。ハンセン病の発病、当時は不治の病、想像を絶する苦悩であったろうし、家族の落胆と苦しみたるやいかばかりであったでしょうか。当時ハンセン病は、療養所での絶対隔離、終生隔離が国策でした。入所後、病の進行による失明も伴い、社会復帰の夢かなわず、故郷を出てから再び故郷の土を踏むことなく、病と闘い続け四四年間の療養所生活を送り、七六歳の生涯を終えました。

だが久一さんは、己の命を賭けて、キリスト教を求め続け、神の救いを得て、その信仰を確かなものとされました。人生最後の集大成は、創作「神の国をめざして」の作品です。キリスト教入門書であり、宣教を意図されたものでしょう。このたび親族の訪問と作品の発掘を、ご本人はさぞかし天国で喜んでおられることでしょう。療養所の入所者も、「未だにこの病を持つ家族は、隠したい人が多いなかで感心な家族だ。」と、感動を持って語っておられます。

作品の纏めにあたり、大濱先生には熱心なご指導を頂き、作品のタイトル命名、解題として「『神の国をめざして』が問いかける世界」と題し、貴重な原稿をお寄せいただきました。北部保養院から松丘保養園におけるキリスト教伝道の歩み、園内部での宗教対立、キリスト教への迫害等の歴史的経緯、さらには信仰の奥義ふれるなど奥深く丁寧に解説していただきました。ご多忙の折を承知でお願いし、玉稿を頂くことが出来ました。心からの謝意を申し上げます。誠にありがとうございました。

二〇一五年一〇月八日

小林慧子

ある ハンセン 病《びょう》キリスト 者《しゃ》の 生涯《しょうがい》と 祈《いの》り

―北島青葉『神の国をめざして』が語る世界―

■著者略歴■

小林慧子（こばやし・けいこ）

北海道に生まれる。

1965年　北海道立衛生学院保健婦科卒業。その後道内の職域、
　　　　地方自治体において保健福祉業務に従事。

2005年　北海学園大学人文学部日本文化学科二部卒業。

2008年　北海学園大学文学研究科日本文化専攻修士課程修了。

著　書　『ハンセン病者の軌跡』（同成社、2011）

2015年11月10日発行

著　者　小　林　慧　子
発行者　山　脇　洋　亮
組　版　㈱富士デザイン
印　刷　モリモト印刷㈱
製　本　協栄製本㈱

発行所　東京都千代田区飯田橋4－4－8　㈱同成社
　　　　（〒102-0072）東京中央ビル内
　　　　TEL　03-3239-1467　振替00140-0-20618

ISBN978-4-88621-716-5 C0036